耳鼻咽喉头颈外科
护理健康教育与康复手册

北京护理学会耳鼻喉专业委员会　组织编写

主　审　张洪君　李春燕　杜　鹃

主　编　田梓蓉　韩　杰

副主编　周　颖　耿小凤　蔡永华

　　　　杨　虹　李秀雅

人民卫生出版社

图书在版编目（CIP）数据

耳鼻咽喉头颈外科护理健康教育与康复手册 / 田梓蓉，韩杰主编. —北京：人民卫生出版社，2019

ISBN 978-7-117-28198-0

Ⅰ. ①耳⋯　Ⅱ. ①田⋯　②韩⋯　Ⅲ. ①耳鼻咽喉病 - 护理 - 手册 ②头部 - 疾病 - 护理 - 手册 ③颈 - 疾病 - 护理 - 手册　Ⅳ. ①R473.76-62

中国版本图书馆 CIP 数据核字（2019）第 036334 号

人卫智网	www.ipmph.com	医学教育、学术、考试、健康，购书智慧智能综合服务平台
人卫官网	www.pmph.com	人卫官方资讯发布平台

耳鼻咽喉头颈外科护理健康教育与康复手册

主　　编：田梓蓉　韩　杰
出版发行：人民卫生出版社（中继线 010-59780011）
地　　址：北京市朝阳区潘家园南里 19 号
邮　　编：100021
E - mail：pmph @ pmph.com
购书热线：010-59787592　010-59787584　010-65264830
印　　刷：河北新华第一印刷有限责任公司
经　　销：新华书店
开　　本：850×1168　1/32　印张：6.5　插页：4
字　　数：163 千字
版　　次：2019 年 4 月第 1 版　2019 年 4 月第 1 版第 1 次印刷
标准书号：ISBN 978-7-117-28198-0
定　　价：28.00 元

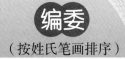

编委

丁　秀　首都医科大学附属北京同仁医院

于晓霞　首都医科大学附属北京安贞医院

王　曼　解放军总医院第三医学中心

王宏艳　首都医科大学附属北京朝阳医院

石增霞　首都医科大学附属北京世纪坛医院

龙海欣　首都医科大学附属北京同仁医院

田梓蓉　首都医科大学附属北京同仁医院

朱锦玲　北京大学人民医院

任晓波　首都医科大学附属北京同仁医院

刘永玲　首都医科大学附属北京同仁医院

许云霞　首都医科大学附属北京中医医院

孙　艳　首都儿科研究所附属儿童医院

李　丽　中国人民解放军空军总医院

李　莉　首都医科大学附属北京同仁医院

李　慧　北京市朝阳区第一康复医院

李秀雅　首都医科大学附属北京同仁医院

杨　光　首都医科大学附属北京同仁医院

杨　虹　首都医科大学附属北京同仁医院

杨秀阁　北京市房山区良乡医院

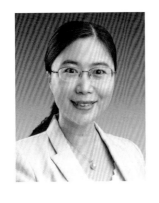

田梓蓉，护理学硕士，副主任护师，国际伤口治疗师，现任首都医科大学附属北京同仁医院护理部副主任；任中华护理学会耳鼻喉专业委员会副主任委员、北京护理学会耳鼻喉专业委员会主任委员、中国医疗保健国际交流促进会护理教育学组委员、北京医院协会医院护理管理专业委员会委员，《护理研究》杂志编委、《中华现代护理杂志》通讯编委、《中华护理杂志》审稿专家。第一作者发表论文30余篇，主编/副主编/参编学术专著10余本，承担市局级课题5项，申报实用型专利2项，获北京护理学会护理科技进步二等奖一项，入选北京市医院管理局"青苗人才计划"。

获首都"五一"劳动奖章、北京市"双千日"奥运护理服务奖章、首都市民学习之星、北京市优秀护士。带领耳鼻咽喉头颈外科护理团队获得北京市100家优质服务示范病房 和"北京市青年文明号"称号。

主编简介

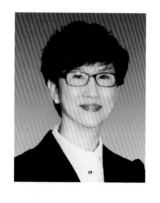

韩杰，副主任护师，原首都医科大学附属北京同仁医院护理部主任，任中华护理学会理事、中华护理学会眼耳鼻喉科专业委员会主任委员、北京护理学会常务理事、北京护理学会耳鼻喉科专业委员会主任委员、北京护理学会学术工作委员会委员、北京市护理质控中心专家委员会委员、中国医院协会单病种质量控制项目"护理专家组"成员、卫生部"临床路径管理试点工作办公室"专家组成员、北京医学奖励基金会护理奖励委员会主任委员。承担2011年卫生标准制定项目"手术室质量控制"等10项课题，核心期刊发表论文10余篇，主编书籍10余本。担任《中华护理杂志》《中华现代护理杂志》《护理研究》《中国护理管理》《护理管理杂志》《中国临床路径》编委。

序

北京护理学会作为首都护理行业的专业学术团体有着悠久的历史，汇聚了一大批护理专家。耳鼻喉专业委员会作为其中一支新兴的有生力量，近年来发展迅速。随着我国经济的迅速发展和医学模式的改变，临床护理工作也发生着深刻的变化，护理模式从"以疾病为中心"到"以病人为中心"再到"以人的健康为中心"，工作形式和内容都发生了一系列转变，护理健康教育和康复指导已成为临床护理工作中非常重要的一部分，但在耳鼻咽喉头颈外科众多参考书籍中，护理方面的书籍可谓有限，而系统专业地讲述专科健康教育和康复指导的书籍更是稀缺。为此，在北京护理学会耳鼻喉专业委员会护理专家的努力下，系统地编撰了《耳鼻咽喉头颈外科护理健康教育与康复手册》，以期为临床护理工作提供一份全面而权威的参考资料。

本手册从耳鼻咽喉头颈外科的临床工作需要出发，系统地阐述了健康教育与康复指导的基础知识、专科检查健康教育、专科操作健康教育、专科手术健康教育、专科疾病健康教育等内容。全书语言简洁、条理清晰、极具专科特色，各章节均由临床护理专家执笔，旨在提高护理人员的健康教育水平，指导临床专科健康教育和康复指导工作，从而切实提高临床护理质量。在编写过程中，编者注重将理论与实践相结合，兼顾专业性与通俗性，既适用于临床护理工作人员，也可用于专科护理教学及护理管理岗位人员，同时也可作为患者及其家属了解专科健康教育内容的重要参考资料。

　　展望未来,我们热切地期盼与护理同道们一起,推动耳鼻咽喉头颈外科护理的发展。希望不断优化专业护理服务,改进专科健康教育和康复指导工作,提高专科护理教学和临床工作的整体水平,减少不利于疾病康复的行为,降低手术并发症,预防专科疾病的发生,提高人民的生活质量,为促进全民健康做出我们的努力!

北京护理学会会长

2018年10月

前言

　　随着新技术的不断涌现,耳鼻咽喉头颈外科各亚科的护理工作也在不断拓展,同时,由于大众对健康认识的提高,护理工作中的健康教育和康复指导被提到了新的高度,临床护理工作者都期盼有一本系统介绍本专业健康教育和康复指导知识的书籍。为此,我们特编写了此书。

　　本书内容分为五个章节:第一章为护理健康教育与康复指导概述,介绍了护理健康教育的相关理论、技巧、组织实施等内容。第二章为专科检查患者健康教育,包括耳鼻喉科11项临床常见的专科检查等。第三章为专科操作健康教育与康复指导,涵盖耳鼻喉科最常见的8项专科护理操作技术等。第四章为围术期护理健康教育与康复指导,分别介绍了耳、鼻、咽喉、头颈4个亚科常见手术的围术期护理健康教育。第五章为门急诊常见疾病护理健康教育与康复指导,着重介绍耳鼻喉门急诊常见的9种疾病。本手册全面细致地分析专科护理工作的各个环节,从临床实践出发,对耳鼻喉科各环节的健康教育及康复指导内容进行详细阐述,在总结不同疾病护理健康教育和康复指导经验的同时,也结合本专业领域的新技术、新业务,使书中健康教育的内容与医疗技术发展更紧密贴合,使护理健康教育工作趋于科学化规范化,内容更加全面、详实。

　　本手册不仅可以用于提高耳鼻咽喉头颈外科护理人员自身

专业素养,还可以成为从事专业临床护理教学和管理的工作参考。本手册凝聚了北京多家三级甲等医院临床护理专家的宝贵经验和心血,涉及内容全面、详尽。谨此,特向为编写本手册付出辛勤劳动的各位专家及工作人员致以最诚挚的谢意,由于篇幅及水平有限,难免有不足之处,也欢迎广大读者批评指正。

田梓蓉 韩 忠

2018年10月

目录

第一章　护理健康教育与康复指导概述

第二章　专科检查患者健康教育

第三章　专科操作健康教育与康复指导

第四章　围术期护理健康教育与康复指导

第五章　门急诊常见疾病护理健康教育与康复指导

第一章
护理健康教育与康复指导概述

第一节 概　　述

一、概念

护理健康教育是指护理工作者通过对患者及其家属的系统教育,促使患者自觉地采用有利于配合治疗和恢复健康的行为,以配合临床治疗、提高治疗效果,促进患者康复。它的最终目的是帮助患者自觉采纳健康的行为和生活方式,积极预防疾病,以达到身体和心理的健康并提高生活质量。

护理健康教育是一种有计划的系统教育活动,它包括评估、诊断、计划、实施和评价五个步骤,只有严格执行健康教育程序,才能达到向患者及家属传播健康知识、建立健康行为的目标。

护理健康教育也是一个十分宽泛的概念,按教育场所可分为医院护理健康教育、社区护理健康教育、家庭护理健康教育等;按目标人群可分为儿童护理健康教育、青少年护理健康教育、妇女护理健康教育、老年护理健康教育等;按教育的目的或内容可分为疾病护理健康教育、营养护理健康教育、生理与病理健康教育、心理护理健康教育。

二、护理健康教育的历史回顾

早在南丁格尔时代,护理工作就包括患者健康教育。随着近代医学模式、健康概念、疾病谱的转变,医疗服务体系中消费者收入的增加,对患者健康教育消费-效益概念的认知,以及人们自我保健意识的增强等多种因素促进了护理健康教育的发展。国外在20世纪70年代患者健康教育就成为健康服务体系的重要组成部分,经过二三十年的研究与实践,患者健康教育已规范化和程序化。我国于20世纪90年代初开始逐渐推广、实施整体护理,护理健康教育也将逐渐规范化和程序化。

三、护理健康教育的展望

美国、澳大利亚、日本等国家健康教育已形成规范的体系,是日常护理工作的重要组成。医院有疾病、特殊检查、手术、出院指导、环境介绍等方面指导材料,以及幻灯片、平板电脑等配套的教育设施。有的医院还成立了患者教育资源中心,向患者提供不同层次、不同内容的健康教育材料,以满足各类患者的需要;社区及网络也为健康教育提供了方便。自1986年以来,我国响应世界卫生组织提出的全球战略目标的号召,卫生部明确指出要在全国大力开展健康教育工作,以提高全民族的健康水平。医院在健康教育方面有独特的有利条件:医院是医疗知识和技术密集的实体机构,有上门求医的患者和负责地段保健的社区医务人员,他们都急切、自愿地接受健康教育,也有一定的受教育时间;医院有一定的经济基础,有条件开展多种形式的健康教育,可取得事半功倍的效果。社区健康教育工作是医院健康教育由患者向社区的扩展,是院内教育向院外教育的延伸。医院参与并做好社区健康教育与健康促进工作,具有其他单位所不具备的优势,同时也是医院义不容辞的责任。我国于20世纪90年代初开始推广整体护理,患者的健康教育便成为护士的责任之一。由于我国健康教育工作起步慢,对现代护理认知相对滞后,健康教育的知识与技能相对缺乏,因此,护士需要不断地调整知识结构,拓展知识面;掌握实施健康教育的交流与技巧,以满足患者对健康知识的不断需求,从而拓宽护理服务领域,以达到最佳的护理效果。

四、护理健康教育学相关理论

（一）行为科学理论

行为科学（behavioral sciences）是健康教育基础理论的主课,它是运用实验和观察的方法研究在一定物质和社会环境中人的行为规律的科学,它包含心理学、社会学和人类学等主要学科。

护理健康教育学是培养健康行为的科学,它利用生物医学、行为科学和保健知识等来维护健康和预防疾病,所关心的是人们知识的获取、态度和行为改进的过程,而且要了解影响这种变化的因素。因此,健康教育者应具有充实的行为理论基础。在实施健康教育中,学会应用行为理论对患者行为进行诊断和分析,确定影响行为的倾向因素、促成因素和强化因素,并依次确立教育目标和行为目标,为计划实施的评价提供依据。

（二）传播学理论

传播学（communication）是健康教育者实践的理论基础。概括讲,传播学是研究人类一切传播活动,研究人与人之间分享信息的关系的一门科学。传播学的研究对象是人的传播行为。其传播过程由五个因素组成,即传播者-信息-媒介-受众-效果。

健康教育者扮演的角色即为"传播者"。作为传播者,首先应具备健康教育意识和医学知识。健康传播活动传播的是健康信息,健康信息泛指一切有关人的健康的知识、技术、观念和行为模式。在患者教育中,要开发利用一切可利用的媒介进行健康传播,包括交谈、咨询、个别指导、健康教育手册、健康知识讲座等。护理健康教育的对象即为患者及其家属,要进行有效的健康传播,必须加强对受众的研究,充分了解受众的教育需求,根据需求特点选择传播媒介。健康教育传播应达到的效果可分为四个层次,即知道健康信息、健康信念认同、健康信念转变、采纳健康行为。

(三)预防医学理论

预防医学(preventive medicine)涉及的内容十分丰富,但在疾病预防方面提出的三级预防模式对健康教育至关重要。

一级预防的主要任务是防止疾病发生,其中一项重要的预防措施是"自我保健"。护理健康教育的一项重要任务就是要与患者及其家属一起建立"共同参与型"自我保健模式,使患者能主动自觉地对自身健康负责,产生自我保健行为,提高自我保健能力,在医疗护理过程中,充分发挥自我保健作用,以达到预防疾病、增进健康的目的。

二级预防是要在疾病发生的临床前期,做好早期发现、早期诊断和早期治疗的"三早"预防工作。"三早"首先是开展好群众性健康教育,使之能在出现疾病症状时及早求医诊治,防止延误诊断而导致疾病发展。

三级预防的重点是通过合理的诊疗和护理,防止病情恶化,预防并发症和减轻伤残程度,促进患者身心早日康复。因此,在三级预防中,康复护理和健康教育显得尤为重要。

(四)教育学理论

教育学(education)是研究教育现象和教育问题,揭示教学规律的科学。健康教育是健康与教育的有机结合,人群从接受健康信息到行为改变,本质上就是教学过程,是促进教育对象身心发展的过程。弄清教学过程的规律有助于阐明教学的基本原理,指导健康教育者科学地进行教学活动,提高教学效率和质量。教育是教与学的研究和实践,有特定的教育规律和一系列的教学原则,如直观原则、理论与实践相结合原则、因材施教原则等,这些均是患者教育实践必须遵循的原则。

五、护理健康教育的内容

对医院患者的健康教育包括以下几方面:

1. 入院教育　是住院患者健康教育的基础内容,包括病室人员、环境、工作与休息时间、住院规则等内容的介绍。

2. 心理指导　所有住院患者都可能存在这样或那样的心理问题,护理健康教育的首要任务就是要帮助患者克服这些问题,安心住院治疗。

3. 饮食指导　合理适当的饮食将有助于疾病的康复,如高血压患者宜用低盐饮食,发热患者宜多饮水等。饮食指导要注意培养患者的饮食习惯。

4. 休息指导　凡有活动能力的患者都应鼓励其适当地活动和休息。对需卧床的患者也应指导其做力所能及的床上锻炼,并注意调整卧床休息与睡眠的关系,避免日间睡眠过多造成夜间失眠。

5. 用药指导　应告诫患者谨遵医嘱,按时服药。同时应策略地讲清有些药物可能出现的副作用,严重时及时与医生和护士联系。

6. 特殊指导　凡需要特殊治疗及护理的患者都应做好相应的教育指导。如对手术的患者应做好术前、术后指导。

7. 行为指导　护士指导患者掌握一定的自我护理或促进健康的行为方法,是护理健康教育的重要内容。

8. 出院指导　患者住院基本恢复健康后,在出院前,护士应给予出院指导,目的是巩固住院治疗及健康教育效果,进一步恢复健康,尤应注意预防疾病再次发生的指导。

第二节　护理健康教育技巧

护患关系是医院诸多人际关系中最基本、最重要的人际关系,护患关系的好坏,对患者态度的取向和护理工作的质量有直接影响。建立良好的护患关系是健康教育的必要前提。

沟通是建立护患关系的必要条件,在护士与患者的教学互动关系中所发生的任何事件,都离不开沟通。良好的沟通有助于维持和增进护患关系,解决患者的健康问题,从而促进患者康复。

一、影响患者学习的因素

影响患者学习的因素有很多,基本可以归纳为两大类,即内在因素和外在因素。

1. 内在因素 指来自患者自身的因素,包括患者的学习动机、文化背景、支持系统和学习的准备程度等。

2. 外在因素 指来自患者以外的因素,包括学习的环境、时间和教育者等。

二、常用健康教育技巧

(一)沟通技巧

1. 种类 分为语言沟通技巧和非语言沟通技巧两种。

(1)语言沟通技巧:又称为交谈技巧,在健康教育中有互通信息和增进治疗效果的作用。良好的沟通包括正确称谓患者,主动自我介绍;语言通俗易懂、婉转中肯;保持合适距离、姿势及眼神接触;交谈环境适宜;尊重患者隐私和沉默的权利等。临床常用技巧有提问(开放式、封闭式、探索式)、重复、澄清和激发等。

(2)非语言沟通技巧:对语言沟通有辅助、增效作用。临床常用技巧有:①体语:包括手势、面部表情、眼神等。②空间效应:即与患者保持合适距离、减轻患者沟通中的焦虑。③触摸:表达沟通中对患者的关怀、支持之意。④沉默:可以调节说话的节奏,缓解气氛。⑤倾听:专心致志地听,表示理解和尊重患者,切忌流露出不耐烦、反感的神态。

2. 临床应用

(1)称呼患者恰当:根据患者的身份、年龄、职业等,因人而异,用语准确恰当。

（2）解释性语言委婉：多用于病情的解释及治疗、手术、护理的前后解释。如喉癌患者术后的气道护理,护理人员不仅要告知患者要保持气管套管通畅,还要向患者解释其中的利害关系。

（3）劝服性语言朴素：劝服的技巧是站在患者的角度,积极倾听患者的陈述后,正面建议患者"应该做什么,如何做以及这样做的意义",让患者理解、信赖医护人员,愿意服从,故教育中要运用好劝服性语言。

（4）不同场合的教育技巧：①了解患者健康问题的阳性结果资料(如乙肝、梅毒等)时,应用开发式提问技巧,以引导患者说出自己真实的感觉、认知、态度和意识等。②需要核实、澄清患者的反应时,应用封闭式提问技巧。③了解某种认知、行为、现象的原因和理由时,应用探索式提问技巧。④想让患者明白自己在倾听并理解他的讲述,给患者以鼓励、增强交谈自信心时,应用重复技巧。⑤为保证沟通的准确性、得到更多的信息,应用澄清技巧。⑥需激发患者的交谈兴趣,鼓励其进一步交流感受和认知时,应用激发技巧。

（5）不同患者的教育技巧：①与聋哑、气管切开的患者沟通时,应用肢体语言技巧。②与小儿、同性别及老年患者沟通时,应用触摸技巧,以表达爱护、支持之意。③面对哭泣的患者时,应用沉默技巧,做出恰当的反应,并用适当表情、神态给患者以同情和安慰。

（二）知识传授技巧

知识传授是健康教育的主要方法,通过健康知识的传播,帮助患者理解、认知自身的健康问题,树立健康的信念。

1. 常用技巧

（1）讲授：又称为解说,主要技巧包括讲述、讲解和讲演,患者教育多用前两种,各有侧重,可结合应用。

（2）阅读指导：教育者指导患者阅读专科教育材料或健康保健书籍、期刊，以拓展知识面，进一步领会、消化和巩固所学的知识，提高患者的自学能力。

（3）演示：教育者通过展示实物、直观教具使患者获得知识与技能，是一种综合教学的技巧。基本模式为教育者示范操作、配合解说，学习者模仿练习，操作达标和评价；多用于技能的教学。

2. 辅助技巧

（1）文字教材：适用于有阅读能力的患者。注意选择内容合适、印刷精良的文字教材提供给患者。

（2）图画教材：主要是挂图、壁报、照片。该教材可引起患者的兴趣，主要用于知识和技能的介绍和解说，适用于老年、小儿患者。

（3）展板教材：制作展板的技巧是标题突出、内容单纯、文字简明、字号够大、编排有趣。

（4）视听教材：主要有光盘等。患者视觉、听觉并用，教学效果最好。

（三）行为训练技巧

按照知、信、行模式，健康教育的主要目的是改变人们的不健康行为，训练、建立有益于健康的行为和生活方式。

1. 自我护理能力训练

（1）生活护理能力训练：适用于脑卒中、瘫痪、大手术后及外伤恢复期的患者。必须在疾病康复期实施，有些内容不是短期完成的，出院时应给患者做好训练计划（表1-2-1）。

表1-2-1 生活自理能力训练

项目	方法
梳洗	开始时训练健侧手洗脸、漱口、刷牙及梳头，逐渐用患侧或健侧手协助患手

项目	方法
更衣	选择宽大、简单、易穿着的衣服：先穿患侧，后穿健侧；脱衣时先脱患侧；穿裤子动作顺序同穿衣
洗澡	最初协助患者进行，试行看护下洗浴，洗澡时间不宜过长，逐渐延长时间
进食	初期协助进食，逐渐过渡到患者自己试行进食
排便	视患者排便功能障碍情况而定，有便秘、尿潴留或尿便失禁者，给予对症处理；早期床上排尿便，逐步过渡到轮椅如厕或完全自理

注：①各项训练必须在医嘱下进行，否则不宜实施。②有些自理训练不是短期能完成的，需护士为患者做出训练计划，指导患者或家属回家后继续练习。③自理能力训练必须在疾病恢复期实施，即在其他生理功能训练完成的基础上进行。

（2）自我病情监测训练：包括自数脉搏、自测血压等（表1-2-2）。

表1-2-2　自我病情监测

项目	适应证	方法
自数脉搏	心脏病、甲状腺功能亢进等	1. 坐位或平卧，让患者手臂伸展平放，前臂与上臂成90°，手掌向上 2. 让患者用示指、中指、无名指按在桡动脉处，压力大小以能摸到脉搏为宜，计数30~60s
自测血压	血压不稳定、高血压病	1. 讲解测量血压的意义 2. 介绍血压计的构造 3. 示范、讲解，模仿练习，强化练习

2. 住院适应能力训练　包括饮食、作息、心理等适应能力的训练（表1-2-3）。

表1-2-3 住院适应能力训练

项目	适应证	方法
床上排便	病情需卧床	1. 排除影响床上排便因素,如遮挡屏风 2. 协助患者使用坐便器 3. 告知患者如何用力 4. 排便费力时,可用开塞露等 5. 记录排便次数、性状和颜色
留取标本	病情需要	1. 痰标本 晨起漱口3次,用力咳出肺内痰液,第1口弃之,第2口吐入标本盒,放在指定位置 2. 尿标本 晨起第一次尿液放入标本瓶 3. 粪便标本 取少量异常部分放入标本盒,放在指定位置
非语言沟通	气管插管或切开	1. 伤口痛 皱眉或手握成拳 2. 有痰 手指向喉咙 3. 想喝水 手比成水杯状 4. 有尿便 伸拇指表示排便,小指表示排尿 5. 叫护士 按床旁呼叫器或手轻拍床沿 6. 想写字 手成握笔状

3. **疾病康复能力训练** 包括咳嗽、呼吸、运动康复等(表1-2-4、表1-2-5)。

表1-2-4 有效咳嗽方法

项目	适应证	方法
咳嗽、咳痰	无力咳嗽,术后肺不张预防	选择合适体位,坐位、半坐位或直立,上身尽量坐直,屏住呼吸3~5s,由口缓慢呼出至腹部凹陷,深吸气屏住,用力发"啊、哈"的声音,咳出痰液。重复2~3次,每日5次

表1-2-5　术后下床活动训练

项目	适应证	方法
术后下床活动训练	术后影响下床活动的患者	1. 训练要循序渐进 2. 每日做3次四肢的主动和被动活动锻炼 3. 逐渐增加肢体活动量 4. 床边坐起、摆动下肢、床边站立,扶床行走,独立行走

　　4. 视觉模拟疼痛评估训练　疼痛分级尺(图1-2-1)及视觉模拟疼痛评估训练方法(表1-2-6)。

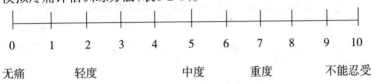

| 0 | 1 | 2 | 3 | 4 | 5 | 6 | 7 | 8 | 9 | 10 |

无痛　　　　　轻度　　　　　　中度　　　　重度　　　　不能忍受

图1-2-1　疼痛分级尺

表1-2-6　视觉模拟疼痛评估训练方法

项目	适应证	方法
视觉模拟疼痛评估	意识清晰,具有表述疼痛能力的疼痛患者及各种手术前后的患者	1. 显示成人0~10级疼痛分级尺 2. 告知不同数字所代表的疼痛强度。即0表示无痛,10表示剧烈疼痛,1~9表示一点痛到很痛 3. 让患者根据主观感觉指出疼痛应在的范围

第三节　护理健康教育的组织与实施

一、护理健康教育的机构与职能

　　目前,国家卫生行政部门对医院健康教育的组织、机构还没有提出具体要求,但对医院健康教育工作已有明确规定。为保证健康教育工作的科学化、制度化、规范化,医院可实行护理健康教育专职化管理,并建立一套完善的组织管理规范。

(一)明确落实护理健康教育的指导方向

健康教育的开展是一个系统的工程,应本着一个宗旨、两个重点、三个阶段、四个原则的指导思想和发展方向,制订切实可行的工作计划,以保证健康教育工作持续、长期的发展。

1."一个宗旨" 将健康教育与优质护理服务、护患沟通、专科护理及护理科研相结合,促进整体护理向纵深方向发展。

2."两个重点" 健康教育工作要以科学化、制度化、规范化、程序化为重点;健康教育的实施要以患者知、信、行的改变为重点。

3."三个阶段" 健康教育应涵盖门诊、住院、出院后三个阶段。

4."四个原则" 形式灵活多样、内容通俗易懂、方法生动活泼、效果扎实有效。

(二)坚持"四个结合",提高护理健康教育质量

健康教育与优质护理服务相结合、与专科护理相结合、与护患沟通相结合、与护理科研相结合。

(三)建立护理健康教育组织机构,制订流程

护理健康教育由护理部组织,科室健康教育护士长具体负责实施,建立、健全健康教育的组织机构(健康教育管理委员会),并制订护理健康教育组织实施流程。

(四)明确健康教育委员会工作任务

制订工作计划、工作制度、实施业务指导、定期组织培训、负责健康教育资料的审核和制作、负责制订统一格式的健康教育档案、组织考核评估。健康教育登记表等见表1-3-1~表1-3-3,健康教育考核表见表1-3-4。

表1-3-1　住院患者健康教育登记本

科室 　　　　　　　　　　　　　　　　　　　　　　　　　　　年

住院号	患者姓名	入院时间	出院时间	宣教完成后患者或家属签字		
				入院宣教	疾病相关知识宣教	出院宣教

表1-3-2　健康教育讲座记录

时间		地点		听课人次	（人）
组织科室				发放资料	（册）
讲课题目					
授课老师		参加人员		（人),另见签到表	
小结、效果评价					

表1-3-3　健康教育理论知识培训记录表

时间		组织科室		授课老师	
形式: 1.讲座　2.培训班　3.考试　4.其他					
主要培训内容:					
参加人员:					

表1-3-4 护士健康宣教能力考核评分标准

科室　　　　　姓名　　　　　分数

项目		总分	要求	评分等级					实际得分	备注
				A	B	C	D	E		
仪表		5	仪表端庄,服装整洁	5	4	3	2	0		
评估		15	评估患者的年龄、视力、听力、记忆力、反应力	5	4	3	2	0		
			了解患者的身体状况,评估其有无影响学习的不利因素	5	4	3	2	0		
			评估患者的学习能力、以往学习经历、社会文化背景	5	4	3	2	0		
宣教前准备		5	相关病种的宣教材料(包括图片、健康处方、宣教手册等)	5	4	3	2	0		
宣教过程	舒适	10	协助患者选择舒适体位	5	4	3	2	0		
			与患者沟通时语言文明,态度和蔼	5	4	3	2	0		
	宣教中	40	倾听过程中,不突然打断患者	4	3	2	1	0		
			宣教内容明确,重点突出	4	3	2	1	0		
			注意观察患者反应,并适当重复重要内容	4	3	2	1	0		
			根据患者的身份、文化层次及对疾病的了解程度,选择适当的医学术语,把握内容的深度	4	3	2	1	0		

续表

项目		总分	要求	评分等级					实际得分	备注
				A	B	C	D	E		
宣教过程	宣教中	40	了解患者的需求,有针对性地给予宣教	4	3	2	1	0		
			交谈过程中语速适中,吐字清晰	4	3	2	1	0		
			能主动参与并给予患者积极的反馈	4	3	2	1	0		
			避免照原文阅读材料	4	3	2	1	0		
			技能指导时要具体演示操作过程,必要时使用图画、模型辅助教育	4	3	2	1	0		
			沟通过程中注意观察患者的病情变化	4	3	2	1	0		
	宣教后	15	教育结束后,向患者总结学习要点	5	4	3	2	0		
			要求患者再次复述学习内容	5	4	3	2	0		
			技能示教后,为患者提供实践机会	5	4	3	2	0		
	评价	10	患者对宣教形式及内容表示满意	5	4	3	2	0		
			患者能够理解并复述重点内容	5	4	3	2	0		
总分		100								

考核日期　　　　　　考核老师

二、护理健康教育的管理

（一）应用质量管理循环程序实行目标管理

质量管理循环程序又称PDCA，任何管理都是沿着计划（P）、实施（D）、检查（C）、处理（A）的程序进行。国内已将该模式引入健康教育工作，通过系统管理和目标控制，优化工作结构，提高工作质量。

1. 计划（P） 计划是护理健康教育管理工作的第一阶段，也是决策阶段。根据医院工作及上级要求，制订医院健康教育工作的年度计划。

2. 实施（D） 实施是健康教育管理工作的第二阶段，这一阶段要求各科室按照医院的要求，制订科室健康教育工作计划，具体实施所承担的健康教育工作任务。

3. 检查（C） 检查的过程就是对工作质量进行评估的过程。检查的重点是看各科室每一项健康教育工作是否按计划要求实施，工作进度、质量如何。

4. 处理（A） 处理是循环管理的第四阶段。其重点是对护理健康教育工作进行过程评价和效果评价，反映阶段性或当年健康教育取得的成果或存在的问题。

（二）建立规范的健康教育质量控制体系

加强规范管理，组织实施并落实各项计划，制订统一的质量控制内容、质量控制方法，完善健康教育的管理。

1. 质量控制内容 包括健康教育工作制度建立情况、健康教育负责人及护士长的自查资料情况、能反映工作情况的档案资料、健康教育实施情况、科室人员培训情况等。

2. 质量控制方法 通过护理部、科室、护理单元三级管理进行检查，护理单元先进行自查，由科护士长监管整个大科的健康教育质量，护理部每季度进行检查，并下发科室反馈单进行整改。

（三）开展健康教育培训，提高护理人员专业素质，促进护理健康教育发展

1. 培训目标　使不同能级的护理人员了解健康教育的目的、意义，提高对健康教育工作重要性的认知，掌握专业知识和教育技能。

2. 培训内容　护理人文知识、健康教育的基本理论、基础护理理论知识和各专科护理理论知识、人际沟通技巧等。

3. 培训方法　将健康教育作为全员培训的一项重要内容，使各能级护士均能参加培训，培训结束后进行考核，保证培训率及合格率均达到100%。

（四）开展多种形式的健康教育与健康促进活动

1. 根据各科室健康教育落实情况，在全院护士长会上，由健康教育工作开展优秀的科室护士长介绍相关经验，以便于全院推广学习。

2. 组织病友座谈会，交流疾病的预防保健知识。

3. 开展健康教育大讲堂，促进患者康复。

4. 建立出院患者随访制度，形成患者满意度反馈机制。

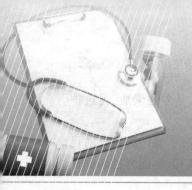

第一节　耳科相关检查

耳科常用检查主要包括听力检查、前庭功能检查和颞骨斜前位检查。听力检查又分为主观听力检查和客观听力检查两类。主观听力检查主要包括纯音测听、小儿行为听力测试及言语测听等；客观听力检查主要包括声导抗测试、听觉诱发电位、耳声发射等。

一、主观听力检查

（一）纯音测听

纯音测听是测试听觉范围内不同频率的听敏度，标准化的主观行为反应测听，包括气导听阈和骨导听阈。

【操作目的】

评估听力损失的程度，判断耳聋的类型并初步判断病变部位，为临床诊断和康复提供依据。

【操作前健康教育】

1. 佩戴助听器的受试者，请于测试前取下助听器。

2. 老年及儿童受试者，请提前做好适当的解释和指导工作，以便顺利配合检查人员。

3. 受试者耳道内不能点药水，如有耳道流水请提前找医生做好清理工作。

4. 有特殊病史者，请提前告知检查人员。

【操作前准备】

1. 受试者准备　观察并指导受试者是否能主动、准确地配合听力测试；告知受试者此检查为耳科常规检查，以减轻紧张情绪。

2. 询问病史　了解受试者的简要病史，以便在听力测试的过程中更加客观地进行听力结果的评估。

3. 配合指导　告知受试者测听过程中的配合方法，讲解测试基本要求。

4. 用物准备　检查纯音听力计功能是否完好，处于备用状态。

5. 环境准备　检查应在隔音室环境下完成，隔音室符合测试要求。

【操作流程】

1. 指导受试者正确体位　受试者取坐位。

2. 给受试者分别带上气导和骨导耳机，测试其不同频率的气导听阈（听阈即受试者刚刚能听到的最小声音）和骨导听阈，并绘制听力图。

3. 判断听力损失的程度，根据500Hz、1000Hz、2000Hz、4000Hz气导平均听阈，将听力损失分为以下几级。

（1）轻度听力损失：26~40dBHL。

（2）中度听力损失：41~60dBHL。

（3）重度听力损伤：61~80dBHL。

（4）极重度听力损伤：≥81dBHL。

4. 判断听力损失的性质，根据骨导和气导听阈的关系，将听力损失分为传导性、感音神经性和混合性听力损失。

（1）传导性听力损失：气导阈升高，骨导阈正常，骨气导差>10dB。

（2）感音神经性听力损失：气导、骨导阈值都升高，骨气导差≤10dB。

（3）混合性听力损失：气导、骨导阈值都升高,骨气导差＞10dB。

【操作后健康教育】

1. 询问受试者检查后有无不适,如有不适,请告知医护人员。

2. 告知受试者携听力检测结果找医生就诊。

3. 告知受试者保留听力测试结果,以便下次复诊时医生进行听力结果的对比。

（二）小儿行为听力测试

小儿行为听力测试是一种主观听力测试方法,这种测试需要孩子对声音产生反应,并通过某种行为表现出来,如听声转头、听声放物等,通过这些反应,检查者判断小儿的听阈。

【操作目的】

1. 根据测试结果了解听力损失程度、损失性质,综合评价听力损失对孩子交流能力的影响。

2. 人工耳蜗调试工作也是必须掌握的技术之一。

3. 评估小儿助听器验配效果。

【操作前健康教育】

1. 告知小儿家属行为测试的目的和方法,以取得合作。

2. 条件允许时,对于适合做游戏的小儿,家属可提前在家中对小儿如何进行测试进行适当的训练。

【操作前准备】

1. 受试者准备　小儿应处于清醒状态,保证小儿舒适安静,以便准确、顺利地配合听力测试。

2. 询问病史　了解小儿的生长发育史(包括围产期)、家族史、对声音的反应情况。

3. 配合指导　告知家长在测试过程中的配合方法。

4. 用物准备　根据受试者的年龄发育情况准备合适的玩具、声级计、灯箱等。

5. 环境准备 测试在隔声室进行,注意小儿安全。

【操作流程】

1. 行为观察测听(BOA) 是指当刺激声出现时,观察婴幼儿是否会出现行为改变。例如:当刺激出现时,婴幼儿出现头转向声源、眨眼、微笑、停止吸吮等。常用于6个月以内的婴幼儿测试。

2. 视觉强化测听(VRA) 是使孩子建立起对刺激声的条件反射,当给孩子刺激声时孩子能将头主动转向闪光玩具。临床常用于7个月~2.5岁的小儿听力测试。

3. 游戏测听(PA) 是指让孩子参与一个简单有趣的游戏,教会孩子当听到刺激声时做出明确可靠地反应也称为"听声放物"。如听到声音时将插片放入插片箱中。临床常用于2.5~6岁的小儿听力测试。对于听力损失较重、无法进行明确交流的孩子,即使到了10岁仍可用此法进行听力测试。

【操作后健康教育】

1. 做好患儿家属的心理指导工作,当小儿疑有听力损失时,父母必须有适当的心理准备。

2. 当小儿有听力损失时,指导家属应在其不同年龄中给予持续多次的听力检查,直到获得准确的听力结果。

(三)言语测听

言语测听是一种用言语信号作为声刺激来检查受试者的言语听阈和言语识别能力的听力学测试方法。

【操作目的】

用于鉴别诊断、指导干预、效果评价、助听设备性能评价等。

【操作前健康教育】

1. 告知受试者测试方法和注意事项,以取得合作。

2. 儿童受试者,请家属提前做好适当的解释和指导工作,以便顺利配合检查。

【测试前准备】

1. 受试者准备　受试者准备好既往听力测试结果。

2. 询问病史　了解受试者的简要病史,以便在听力测试的过程中更加客观地进行听力结果的评估。

3. 配合指导　告知受试者测听过程中的配合方法,讲解测试基本要求。

4. 用物准备　检查纯音听力计、语言测试材料等,功能是否完好,处于备用状态。

5. 环境准备　此检查需在隔声室中进行。

【操作流程】

1. 做单耳检查,应从较好耳开始。

2. 在开始测定阈值前,先用一些声级足够高的能听清的检查项,让受试者熟悉如何配合。

3. 5dB一档降低言语级,每级至少给2个检查项,直至受试者对每级所给的检查项不能全部作出正确反应。在这一声级给一组检查项,并记录正确反应的数值,这里所说的正确检查项至少包括10个单项。

4. 如果受试者对这组检查项得分在50%以上,则5dB一档降低言语级,每级给一组新的检查项,直至受试者对一组检查项的得分少于50%,接着5dB一档增加言语级,并保持每级给一组新的检查项,直至受试者对一组检查项的得分多于50%。

5. 言语级能准确地得出50%的得分,则这一声级就是言语识别阈级。如不能得到正好50%的得分,那么,言语识别阈级在得分少于50%所对应的最高声级和得分多于50%所对应的最低声级之间,具体数值可用线性内插法计算出来,数值取整数。

【操作后健康教育】

1. 询问患者检查后有无不适,如有不适,请告知医务人员。

2. 告知受试者携听力检测结果找医生就诊。

3. 告知受试者保留听力测试结果,以便下次复诊时医生进行听力结果的对比。

二、客观听力检查

(一)听觉诱发电位

是指给予受试者声音刺激,在头皮上所记录的由听觉神经通路所产生的电位。

【操作目的】

1. 客观评价听力损失程度。

2. 用于听觉神经传导通路的神经或中枢病变的检查。

3. 进行听力筛查。

【操作前健康教育】

1. 了解受试者配合程度。

2. 向受试者及家属解释测试的目的及过程,取得同意。

【操作前准备】

1. 受试者准备　成人受试者对于安放电极部位的皮肤进行脱脂;婴幼儿受试者须口服或注射镇静药物,指导家长口服药物的服用方法及注意事项,对安放电极部位的皮肤进行脱脂。

2. 询问病史　了解受试者的病史。

3. 配合指导　告知受试者测试过程中的配合方法,讲解测试基本要求。

4. 用物准备　听觉诱发电位仪、检查床、酒精、导电膏、摩擦膏等。

5. 环境准备　此检查需在隔声屏蔽室中进行。

【操作流程】

1. 连接电极线,佩戴耳机。

2. 选择测试项目,临床常用听觉诱发电位包括:耳蜗电图、听性脑干反应、稳态诱发电位、皮层诱发电位等,根据临床诊断要求,选择不同的测试程序。

3. 查看监视窗波形,确认是否连接正常。

4. 记录听觉诱发电位。

5. 出具测试报告。

【操作后健康教育】

受试婴幼儿测试前要服用镇静药物,待婴幼儿清醒后宜多喝水,促进药物代谢。

（二）耳声发射

耳声发射（OAE）是一种产生于耳蜗,经听骨链及鼓膜传导释放入外耳道的音频能量。

【操作目的】

用于评价耳蜗外毛细胞的生理功能。

【操作前健康教育】

1. 向受试者解释测试的目的及过程,取得同意。

2. 婴幼儿受试者须在睡眠状态下测试。

【操作前准备】

1. 受试者准备 清除耳道的耵聍,保持耳道通畅,婴幼儿受试者可在自然睡眠中测试,或使用镇静药物。

2. 询问病史 了解受试者病史。

3. 配合指导 告知受试者测听过程中的配合方法,讲解测试基本要求。

4. 用物准备 耳声发射仪功能是否完好,处于备用状态,另备消毒酒精、棉块。

5. 环境准备 隔声室或安静的房间。

【操作流程】

1. 开启仪器,运行探头检查程序。

2. 将探头密闭的置于外耳道,探头顶端正对鼓膜。

3. 由扬声器按照不同方式给声,并由高灵敏度麦克风拾取耳声发射信号,经过处理来提高信噪比,以频域或时域的形式显示或记录。

【操作后健康教育】

受试婴幼儿测试前要服用镇静药物,待婴幼儿清醒后宜多喝水,促进药物代谢。

三、前庭功能检查

通过观察前庭系统病变引起的自发体征,或通过某种生理性或非生理性刺激诱发前庭反应进行观察,以助推断前庭系统病变的程度和部位。临床常用的有:视觉眼震电图、冷热试验、耳石检查、平衡功能检查及甩头试验等。

【操作目的】

1. 检查前庭系统是否异常,为临床提供诊断依据。

2. 为临床治疗提供线索。

3. 前庭系统异常是否已得到代偿。

4. 观察治疗效果及病程。

5. 鉴定、体检及特殊职业的选拔。

【适应证】

1. 任何原因引起的眩晕症。

2. 听力损伤者,特别是低频听力损伤者。

3. 有空间定向障碍者。

4. 小脑疾病或功能障碍可疑者。

5. 经常跌倒者。

6. 头颅外伤后头晕者。

7. 脑供血不足特别是后循环缺血者。

8. 中枢神经系统功能障碍或占位性病变可疑者。

9. 自主神经功能紊乱者。

10. 有晕动病(晕车、晕船等)。

11. 眼动系统功能异常或可疑者。

【禁忌证】

1. 盲人、昏迷、癫痫、严重精神病、智力障碍、颅内压增高等。

2. 中枢性疾病卧床者禁做诱发试验,可做床旁自发性试验。

3. 外耳道炎及中耳炎急性期,鼓膜穿孔者禁用水刺激。

4. 眩晕急性期可行自发性试验检查,避免诱发性刺激。

5. 24~48h内使用过中枢兴奋剂及抑制剂者。

6. 心脑血管疾病的急性期。

【操作前须知】

1. 检查前需门诊就诊,取外耳道耵聍并进行听力检测。

2. 测试当天请携带病历及相关检查资料,以便检查者了解病情。

3. 儿童及老年人、身体虚弱者需要有家属陪同。

4. 避免头晕急性期及心脑血管发作期做诱发性检查。

5. 24h内不服用中枢兴奋剂及抑制剂,避免饮用酒精饮料。

6. 检查前避免重体力活动如登山、长跑等。

7. 检查前排空大小便并保证空腹4~6h。

8. 避免佩戴隐形眼镜及化妆,尤其是使用眼线、眼影、睫毛膏等。

9. 检查中保持要求的头位及体位。

【操作前准备工作】

1. 检查前确保机器能正常运行,例如: 测试眼罩与设备连接良好,温度刺激器运行正常等。

2. 检查前了解受试者的检查目的、主诉、病史和其他检查结果(如听力检查、头颈部CT、磁共振或血管超声等)。

3. 检查前向受试者简单介绍检查操作流程并得到受试者同意,确保受试者理解检查要求。在测试前需要预先讲解测试要求,如数据采集中不能眨眼、冷热试验中耳朵充气后要进行口算或数数等。

4. 要求受试者安静30min左右再进入检查室进行检查。

【操作流程】

1. 首先为患者戴上眼罩,坐位检查,然后仰卧位检查。整个检查过程患者要保持放松状态,勿紧张。

2. 坐位检查　戴上眼罩,头位保持不动,眼睛注视前方屏幕上的光点,当光点移动时,眼睛跟着移动,切记不要超前,也不要落后。

3. 仰卧位检查　将头枕在斜面枕上,医生将用气流冲击耳道,这不会造成任何损伤。通过冷热气冲击耳道而刺激左右侧水平半规管,使迷路内的内淋巴液因温度变化而产生物理性反应,由于内淋巴液的流动患者会出现不同程度的反应,例如:由于出现眼震患者会感到旋转感,同时伴随有出汗、恶心、呕吐等,严重时会出现手脚发麻、脸发麻等情况。这时根据单侧刺激时眼震反应的潜伏期、眼震强度、持续时间、眼震方向及两侧反应之差来判断左右半规管的功能。这需要患者很好的配合,因为由于温度刺激后出现的眼震持续时间只有1~2min,故应抓紧这短短的时间,才能完成检查。耳朵充气完成后,眼睛要睁开,眼球不要任意转动,同时按医生的要求口算或数数(数数是为了保持头脑清醒,使眼震的幅度不被抑制),并大声念出。

【操作后健康教育】

受试者测试完后还会有不同程度的眩晕、恶心等症状,不能马上离开,需留观30min并确保受试者无明显眩晕症状后由工作人员协助患者离开检查室,必要时可用药物缓解症状。

四、颞骨斜前位检查

颞骨斜前位又称斯氏位,用于判断人工耳蜗植入术后耳蜗植入深度及植入体的位置的检查方法。

【操作目的】

观察埋植部件植入耳蜗后,有无打折、断裂。

【操作前健康教育】

1. 告知家属及受试者检查的目的和意义。

2. 常规于人工耳蜗植入手术后4~5d进行此项检查。

3. 检查当天患儿要少睡觉,以免影响检查前的睡眠质量。

4. 不能配合的患儿,一般情况下医师会于检查前给予口服水合氯醛,使患儿在镇静中进行此检查。

5. 入睡困难的患儿,可遵医嘱给予口服或肌内注射镇静药物,在患儿熟睡状态顺利配合完成检查。

【操作前准备】

1. 受试者准备 观察并指导受试者是否能主动、准确地配合检查;不能配合的患儿应处于熟睡状态。

2. 询问病史 了解受试者的简要手术史、手术部位,有无不适。

3. 配合指导 告知受试者测听过程中的配合方法,讲解测试基本要求。

【操作流程】

1. 患者采用站立位,头面向健侧偏转。

2. 使被检侧的前额、颧骨、鼻尖(上三点)紧贴探测器。

3. 听眶线与台面垂直。

4. 球管向头侧偏转12°,中心线对准枕外隆突。检查过程中注意观察患者的配合度及病情变化。

【操作后健康教育】

1. 做好患儿及家属的安抚指导工作。

2. 密切观察患儿的睡眠恢复情况,如有不适或异常及时通知医生。

3. 医生根据检查结果就电极植入情况与患儿及家属进行沟通。

第二节 鼻科相关检查

鼻科常用检查主要包括鼻阻力、鼻声反射、皮肤点刺试验和EC、MC的检查。

一、鼻阻力检查

气体通过鼻腔的流速与压力的关系以阻力表示称为鼻阻力。

【操作目的】

1. 衡量鼻通气度的客观指标。主要是判定鼻气道阻力大小、鼻气道狭窄部位、鼻气道有效通气横截面积等,对判定病情、指导治疗方案均有重要作用。

2. 对手术疗效进行评估。

3. 及时针对性给药。

【操作前健康教育】

1. 了解受试者合作程度。

2. 向受试者及家属解释测试目的及过程,取得同意。

3. 了解患者病情、鼻腔通气情况及鼻腔用药情况。嘱患者晨起鼻腔不喷鼻用减充血剂(如氯麻滴鼻剂、地麻滴鼻剂)或抗过敏药物(如氯雷他定、盐酸西替利嗪)等,以免影响检查效果。

【操作前准备】

1. 受试者准备　受试者在检查前应静坐15min,摘去眼镜。

2. 询问病史　清除鼻腔内分泌物,如有鼻腔破损,请提前告知检查人员。

3. 配合指导　告知受试者测试过程中的配合方法,讲解测试基本要求。

4. 用物准备　Mastr PF10型前鼻测压计。

5. 环境准备　关闭门窗,调室温,请无关人员回避。

【操作流程】

1. 使用Mastr PF10型前鼻测压计,开机,填写一般项目,选择窗口;下拉"rhino"菜单,点击"start new measure"。

2. 选择大小合适的鼻塞,既不能漏气又不能使鼻翼变形,塞入非测量侧的前鼻孔,然后将面罩严密扣住口鼻,勿挤压鼻翼及鼻腔的其他部位。

3. 嘱受试者正常平静呼吸,点击"left"测左侧,测量4~6次呼吸过程,约25s,点击"stop"停止,同样方法测右侧,结束后点击"take over"回起始页面。

4. 如需多次测量,则在一次测量结束后,再打开另一个窗口继续重复以上测量步骤。测量完全结束后再一并保存、打印结果。

【操作后健康教育】

1. 询问受试者检查后有无不适,如有不适,请告知医护人员。

2. 告知受试者携鼻阻力测试结果找医生就诊。

3. 告知受试者保留鼻阻力测试结果,以便下次复诊时医生进行结果的对比。

二、鼻声反射检查

【操作目的】

鼻声反射为一客观的测定方法,可以准确反映鼻腔的几何形态。

【操作前健康教育】

1. 告知患者放松,无需特殊配合。

2. 向患者解释鼻声反射测定的意义。

3. 了解病情、患者鼻腔通气情况及鼻腔用药情况。告知患者晨起鼻腔不喷鼻用减充血剂(如氯麻滴鼻剂、地麻滴鼻剂)或抗过敏药物(如氯雷他定、盐酸西替利嗪)等,以免影响检查效果。

【操作前准备】

1. 受试者准备 受试者在检查前应静坐15min,摘去眼镜。

2. 询问病史 清除鼻腔内分泌物,如有鼻腔破损,请提前告知检查人员。

3. 配合指导　告知受试者测试过程中的配合方法,讲解测试基本要求。

4. 用物准备Mastr　PF10型前鼻测压计

5. 环境准备　关闭门窗,调室温,请无关人员回避。

【操作流程】

1. 开机,校正机器。

2. 使受试者保持相对稳定的体位及头位(面向测试者,坐正),测量时保持不动;同一受试者重复测量时应尽量保持相同的体位及头位。

3. 选择大小合适的鼻腔探头,避免声波泄漏,必要时可使用密封胶,但不能挤压鼻孔使之变形。

4. 为了使鼻腔探头与前鼻孔密切接触,可适当调整声波管的方向和角度,但声波管的长轴应尽量与鼻梁保持基本平行;同一受试者重复测量时应尽量保持声波管的方向不变。

5. 嘱受试者先做深呼吸后再呼出一半,然后屏住呼吸。

6. 测量15s左右,直至屏幕的曲线稳定,其上方出现红点。

7. 必要时可重复测量,连续两次的测量结果之间的变异系数应小于5%。

8. 保存、打印结果。

【操作后健康教育】

1. 询问受试者检查后有无不适,如有不适,请告知医护人员。

2. 告知受试者携鼻声反射测试结果找医生就诊。

3. 告知受试者保留鼻声反射测试结果,以便下次复诊时医生进行结果的对比。

三、皮肤点刺试验

【操作目的】

IgE介导的变应性疾病的诊断,结合患者病史,可以作出致敏原的确诊。

【操作前健康教育】

1. 告知患者皮肤点刺试验的方法,取得患者的配合。

2. 向患者解释皮肤点刺试验的意义。

3. 了解病情及患者皮肤状况,有无破损、瘢痕、硬结等。

4. 告知患者在没有过敏症状的情况下进行测试。

5. 告知患者至少提前3d禁止服用含有抗组胺成分的药物。

6. 告知患者试验前1d不应使用全身性皮质激素,并避免在点刺部位使用皮质激素油膏。

7. 有特殊病史者,如过敏性休克,提前告知检查人员。

【操作前准备】

1. 受试者准备　受试者充分暴露皮肤,做好检查准备。

2. 询问病史　了解患者简单病史。

3. 配合指导　告知受试者测试过程中的配合方法,讲解测试基本要求。

4. 用物准备　点刺试液、生理盐水、组胺液、点刺针及酒精。

5. 环境准备　关闭门窗,调室温,请无关人员回避。

【操作流程】

1. 试验部位是前臂掌侧皮肤;患者手臂放松,平置于桌面。

2. 对皮肤不需要进行特殊的准备工作,但在室外温度极低或极高时,要让患者适应室内温度。用水或酒精等清洁试验部位皮肤时,至少要等2min,直至皮肤血流恢复正常。

3. 在点刺试验时,为了确定各个患者的皮肤反应性,必须用生理盐水和组胺进行对照试验。每次用吸管吸一滴试液,滴在皮肤上的标记线旁边,相邻的标记部位距离4cm。

4. 用点刺针,垂直通过滴在皮肤上的试液,快速地刺入皮肤;或者用点刺针,成锐角通过滴在皮肤上的试液,平刺入皮肤,然后稍微提起针尖,使针尖下面有少量试液进入皮肤。

5. 尽可能避免点刺出血。

6. 残留试液,在反应正常时,可在5~10min后拭去;如反应强烈,应立即拭去。

7. 点刺后20~30min读试验结果。

【操作后健康教育】

1. 询问受试者检查后有无不适,如有不适,请告知医护人员。

2. 告知受试者携皮肤点刺试验检测结果找医生就诊。

四、EC、MC检查

【操作目的】

查找嗜酸细胞和肥大细胞,其阳性结果支持变应性鼻炎。

【受试前健康教育】

1. 告知患者EC、MC试验的方法,取得患者的配合。

2. 向患者解释EC、MC试验的意义。

3. 了解病情及患者鼻部症状。

4. 告知患者检查24h内不能口服抗过敏药物;次日晨做检查。

【操作前准备】

1. 受试者准备　嘱患者清理鼻腔,做好检查准备。

2. 询问病史　了解患者简单病史。

3. 配合指导　告知受试者测试过程中的配合方法,讲解测试基本要求。

4. 用物准备　0.5%伊红溶液、1%亚甲蓝溶液、0.4%甲苯胺蓝溶液、95%无水乙醇、棉拭子。

5. 环境准备　关闭门窗,调室温,请无关人员回避。

【操作流程】

1. 用棉拭子刮拭中鼻道、下鼻甲前端取得分泌物标本,将其均匀地涂抹在准备好的载玻片上,待染色。

2. 吸管蘸取0.5%伊红溶液,滴在标本表面等待15~20s,清水冲洗标本,95%无水乙醇脱色。

3. 吸管蘸取1%亚甲蓝溶液,滴在标本表面等待15~20s,清水冲洗标本,95%无水乙醇脱色。

4. 清水冲洗标本,将水渍擦干,标本晾晒后即可观察细胞。

5. 吸管蘸取0.4%甲苯胺蓝溶液,滴在标本表面等待5min,清水冲洗标本,95%无水乙醇脱色。

6. 清水冲洗标本,将水渍擦干,标本晾晒后即可观察细胞。

7. 待涂片自然干燥后,10~40倍镜头镜检。

【操作后健康教育】

1. 询问受试者检查后有无不适,如有不适,请告知医护人员。

2. 告知受试者携EC、MC检查结果找医生就诊。

第三节 咽喉科相关检查

一、多导睡眠呼吸监测

【操作目的】

1. 诊断睡眠呼吸暂停低通气综合征的金标准,并可以判断其类型及程度。

2. 监测患者睡眠结构及睡眠紊乱指数。

3. 判断是否有睡眠相关疾病,如发作性睡病、睡眠行为异常、睡眠期癫痫、不宁腿综合征和睡眠周期性肢体运动、伴有失眠症状的抑郁症等。

【操作前健康教育】

1. 患者检查前保持一周以上的规律睡眠结构;检查当日不午睡、适量活动;检查当日禁止喝浓茶、咖啡等兴奋性饮料;检查前应避免上呼吸道感染;检查前应洗澡、洗头,男性应刮胡子,女性不要涂抹指甲油。

2. 向患者详细说明睡眠监测的目的、操作方法、患者的配合及注意事项。

【操作前准备】

1. 患者检查前填写睡眠呼吸障碍评估问卷。

2. 让患者熟悉睡眠监测房间的环境。

3. 用物准备 监测用的电极、导电膏、磨砂膏、胶布、尺子、标记笔等用物。

【操作流程】

1. 准备所有监测用物到患者病房。

2. 按照国际10-20系统确定电极粘贴位置,正确安装电极,包括脑电图、眼动电图、肌电图安装完所有脑电电极后,让患者去洗手间,并做好睡前准备。脑电图、眼动电图和肌电图:用于监测睡眠情况,判定睡眠结构及睡眠紊乱指数。正常人的睡眠分期应包括非快动眼睡眠期(NREM期)和快动眼睡眠期(REM期),非快动眼睡眠期还包括浅睡眠期(Ⅰ、Ⅱ期睡眠)和深睡眠期(Ⅲ期睡眠)。睡眠觉醒紊乱指数:即每小时睡眠觉醒次数,其指数的高低对患者白天的精神状态有直接影响。睡眠紊乱指数>20次/h,具有临床意义。完整的睡眠结构应包括快动眼睡眠(REM睡眠)和仰卧位睡眠。

3. 连接其他监测设备,如心电、口鼻气流、血氧饱和度、胸腹运动传感器、腿动等:用于测定有无呼吸暂停或低通气(hypopnea),并区分呼吸暂停的类型,包括中枢性(central apnea)、阻塞性(obstructive apnea)和混合性呼吸暂停:用于监测与呼吸暂停相关的血氧饱和度(SPO_2)下降的情况。SPO_2也是睡眠监测的重要指标之一。SPO_2下降可影响心脑血管等系统,可影响患者白天精神状态。心电图:一般采用模拟标准Ⅱ导,主要用于观察呼吸暂停是否导致或加重心律失常,根据临床或科研需要可增加导联。体位:用于判定睡眠体位变化,完整的睡眠监测应包括仰卧位睡眠。胫前肌肌电:用于鉴别不宁腿综合征,因不宁腿综合征夜间反复规律的腿动可引起多次睡眠觉醒,导致白天嗜睡。

4. 所有信号连接完毕后,开机调试设备。

5. 完成设备定标和生理定标后开始采集所有数据信号。

6. 监测结果的诊断 呼吸暂停低通气指数(apnea hypopnea index,AHI)是诊断睡眠呼吸暂停低通气综合征的金标准。AHI是睡眠期间每小时发生呼吸暂停或低通气的次数。正常值是AHI<5次/h,轻度: 5~15次/h,中度:16~30次/h,重度: >30次/h。SPO_2正常值是 ≥90%,85%~89%为轻度夜间低氧血症,65%~84%为中度夜间低氧血症,<65%为重度夜间低氧血症。

【操作后健康教育】

1. 监测完成填写睡眠评估问卷,了解患者主观睡眠的情况。

2. 告知患者取到监测报告后需尽快就诊。

3. 告知患者养成良好的生活习惯,减肥、戒烟、戒酒、侧卧睡眠。

二、持续正压通气治疗

【操作目的】

为患者长期佩戴持续正压(CPAP)通气治疗仪前测定出可以使患者上呼吸道畅通、消除呼吸暂停、低通气和缺氧所需要的理想压力。

【操作前健康教育】

1. 告知患者进行压力调整可测定出整夜最适压力水平,改善夜间呼吸情况和缺氧状态。

2. 患者于监测当日中午选择佩戴合适面罩并进行午间小睡,以提前进行适应。

【操作前准备】

1. 自动压力滴定 应用自动持续正压通气治疗仪,并监测心电、血氧饱和度、胸腹动度等信号。

2. 手动调压 在进行多导睡眠监测同时佩戴正压通气治

疗仪,由技术员根据多导睡眠监测实时情况为患者进行手动压力滴定。良好级的压力滴定AHI降至<10次/h,应包括仰卧位REM睡眠并无频繁觉醒,血氧饱和度应保持在90%以上。

【操作流程】

1. 认真进行上呼吸道检查,特别是鼻腔及鼻咽部、鼻周围皮肤有无损伤等。如果鼻腔通气差,应给予相应治疗后再进行压力滴定。

2. 对患者进行充分的解释工作,并提前做好试戴,可帮助患者提前适应这种治疗,提高其依从性。

3. 选择合适的鼻罩,准备湿化装置。

4. 压力滴定过程中应严密观察患者的呼吸、血氧饱和度的变化,避免因首次使用持续正压通气治疗仪,造成患者二氧化碳浓度降低、氧浓度增高严重引发的意外。

5. 滴定后评价患者戴机后的自我感觉,是否有头晕、胸闷等不适主诉。注意观察患者有无眼部不适,如面罩不合适,可出现漏气而导致结膜炎。注意观察患者鼻部及面部情况,是否有红肿、破溃等现象。

【操作后健康教育】

1. 让患者及家属了解持续正压通气(CPAP)为阻塞性睡眠呼吸暂停低通气综合征(OSAHS)最为有效的治疗措施,强调治疗的重要性,争取患者配合、家属督促。

2. 让患者在最初佩戴中每天至少4h,每周至少4~5d。

3. 长期应用CPAP治疗的患者,要定期复查CPAP压力。

4. CPAP治疗前合并高血压、糖尿病患者,应注意观察血压、血糖变化,注意调整用药。

三、咽喉pH监测-24h阻抗pH检查

【操作目的】

1. 利用阻抗检测反流,利用pH区分酸碱度

2. 鉴别反流性质,酸性或非酸性反流。

3. 检测食团和化学物质的排空情况。

【操作前健康教育】

1. 告知患者检查前7d停用质子泵抑制剂、H_2受体拮抗剂、抗酸剂(奥美拉唑肠溶胶囊、铝碳酸镁片)、促动力剂、钙通道阻滞剂、镇静剂等影响酸度及食管运动的药物,以免因药物因素影响检查结果。

2. 告知患者检查当日可进少量清淡饮食。

【操作前准备】

1. 检查前患者需签署24h阻抗-pH监测知情同意书。

2. 患者检查前填写咽喉部临床症状和反流症状的量表进行评估。

3. 仪器的准备 导管定标(pH=4、7的缓冲液分别定标)定标通过后可进行操作检查。

【操作流程】

1. 指导患者正确体位(坐位)。

2. 操作者将pH导管经一侧鼻孔放置,远端在下食管括约肌(LES)上5cm处(需食管测压定位),近端放置在上食管括约肌(UES)上2cm处,可在纤维喉镜直视下定位。

3. 操作者将导管固定在鼻部及颊部,开始监测,记录24h。

4. 反流的判定标准 pH降至4以下为酸反流,pH在4以上为非酸反流。反流综合评分<14.7。

【操作后健康教育】

1. 告知患者要认真记录监测24h中睡眠(包括平卧)起止时间、进食起止时间及食物内容,以及不适症状出现和消失时间。

2. 患者检查当日保持日常饮食习惯,禁食酸性食物、酸性或酒精饮料,禁止吸烟等。

3. 告知患者检测结果需及时就诊。

第三章
专科操作健康教育与康复指导

第一节　鼻腔冲洗法

鼻腔冲洗法是治疗鼻腔、鼻窦疾病的一种常用方法,不仅安全性好、副作用少,而且具有良好的疗效。通过鼻腔冲洗,不仅可以达到清除变应原、湿润鼻腔的干燥黏膜、促进黏膜内血液循环、减轻鼻塞等的目的,而且可以避免鼻内镜术后恢复过程中鼻腔极易出现的窦口粘连、术腔粘连等问题,缩短了术后治疗时间,提高了治愈率。

【操作目的】

清洗鼻腔,改善血液微循环,促进炎症吸收;用于鼻内镜术后患者,达到清除干痂、促进引流、抗水肿、止血、收敛、防止术腔粘连、提高术后疗效的目的。

【适应证】

慢性鼻窦炎、变应性鼻炎及鼻内镜手术后患者;日常鼻腔清洁护理。

【禁忌证】

鼻颅底开放术后、鼻中隔术后3d内;脑脊液鼻漏、鼻出血及重度中耳感染的患者。

【操作流程】

1. 操作前准备　评估患者病情、合作程度及鼻腔局部状况;用物准备(鼻腔冲洗器、鼻腔冲洗液)、患者准备。

2. 核对患者并做好解释工作。

3. 向患者讲解鼻腔冲洗器的作用机制及正确使用方法。

4. 患者首次行鼻腔冲洗,护士全程陪同并给予必要指导。

5. 一侧鼻腔冲洗完成后,同法冲洗另一侧鼻腔。

6. 患者鼻腔冲洗后,如有不适,及时通知医生进行处理。

【操作前健康教育与指导】

1. 鼻腔冲洗器相关知识 告知患者鼻腔冲洗器的组成,让患者了解其构造,以方便使用;向患者讲解鼻腔冲洗器的工作原理,告知患者鼻腔冲洗是通过用手挤压清洗器产生压力将冲洗液压入鼻腔,产生具有一定机械强度的水流来达到冲洗目的。

2. 操作相关健康教育 根据鼻腔冲洗操作的要点,向患者讲解操作的目的、方法、注意事项及配合要点。

3. 鼻腔冲洗时间的把握 告知患者鼻腔冲洗的时间及侧别。应遵从医嘱,视具体病情而定,不能一概而论,尤其是行鼻中隔偏曲矫正的患者,术后鼻腔冲洗时间更应严格遵从医嘱,防止因冲洗不当导致鼻中隔穿孔的发生。

【操作中健康教育与指导】

1. 体位指导 告知患者鼻腔冲洗时应取坐位或站立位,面向盛水器或洗手池,头部稍稍向前倾斜30°,方便鼻腔冲洗液的排放。

2. 鼻腔冲洗液温度的控制 告知患者鼻腔冲洗液温度不可过低,应与体温相近,如冲洗液温度过低,可使鼻腔内血管收缩,造成伤口局部供血不足,愈合欠佳;如温度过高,可造成鼻腔内血管扩张,引起鼻出血。

3. 鼻腔冲洗健康教育 告知患者进行鼻腔冲洗时应张口缓慢平静呼吸,若冲洗过程中出现呛咳、耳闷等不适,应立即停止。

【操作后健康教育与指导】

1. 体位指导 患者鼻腔冲洗后,指导患者平卧10~15min以利于药液的吸收。

2. 鼻腔冲洗后注意事项　鼻腔冲洗后,告知患者不要用力擤鼻,以免鼻腔内残留的液体进入中耳导致中耳炎的发生;注意询问患者有无头痛、鼻部刺痛、耳闷等不良反应,如有不适,立即通知医护人员。

第二节　鼻腔滴药法

鼻腔滴药法是鼻科常见疾病的局部治疗方法之一,操作简单、方便,临床上应用非常广泛。

【操作目的】

收缩或湿润鼻腔黏膜;改善鼻腔黏膜状况,达到引流、消炎、消肿、通气的作用。

【适应证】

变应性鼻炎、慢性鼻窦炎的患者。

【操作流程】

1. 操作前准备　评估患者病情、合作程度及鼻腔局部状况;操作者准备(七步洗手法洗手、戴口罩)、用物准备(消毒棉签、滴鼻剂、生理盐水)、环境准备(病室清洁、适宜操作)。

2. 核对患者并做好解释工作,协助其取合适体位。

3. 消毒棉签蘸少许生理盐水为患者清洁双侧鼻腔。

4. 充分暴露鼻腔,核对患者后,将滴鼻剂滴入2~3滴。

5. 轻捏鼻翼,使药液均匀分布于鼻腔黏膜和鼻窦,再次核对患者。

6. 患者侧头位保持3~5min后恢复自由体位。

7. 妥善安置患者,正确处理操作用物。

【操作前健康教育】

1. 鼻的相关知识　向患者讲解鼻的相关知识,告知患者鼻是嗅觉器官,也是呼吸门户,分别由外鼻、鼻腔和鼻窦三部分组成,具有呼吸、保护、嗅觉和共鸣的功能,鼻腔被鼻中隔分成左右两侧,每侧鼻腔又分为鼻前庭和固有鼻腔两部分,而鼻腔滴药就是将滴鼻剂经鼻前庭滴入固有鼻腔达到治疗目的的一种方法。

2. 操作相关健康教育 根据鼻腔滴药操作的要点,向患者讲解操作的目的、方法、注意事项及配合要点。

【操作中健康教育】

1. 体位指导 常见的鼻腔滴药体位有仰卧垂头位、侧头位和坐位,根据患者病情及自身状况选择合适的体位,并协助患者按要求摆好体位。

2. 鼻腔滴药健康教育 告知患者进行鼻腔滴药时勿做吞咽动作,以免药液进入咽部引起不适。

3. 滴鼻剂温度的控制 告知患者滴鼻剂温度应与体温相近,不可过低,以免引起不适。如滴鼻剂温度过低时,可将药液握于掌心2~3min进行加温即可。

【操作后健康教育】

1. 体位指导 鼻腔滴药后,指导侧头位滴药的患者保持原体位3~5min,指导仰卧垂头位或坐位滴药的患者改成侧头位侧卧3~5min,使药液与鼻腔黏膜充分接触,以充分发挥药效。

2. 鼻腔滴药后注意事项 询问患者鼻腔滴药后有无头痛、头晕等不适,告知患者如有不适,立即通知医护人员。

第三节 外耳道滴药法

外耳道滴药法是指将滴耳剂滴入外耳道内以治疗中耳炎及外耳道炎的一种方法,此外,如遇耵聍栓塞、外耳道异物取出困难时,也可通过外耳道滴药的方法软化耵聍,或使植物性异物脱水、动物性异物淹毙,将耵聍或异物顺利取出。

【操作目的】

消炎、止痛,软化耵聍,麻醉或杀死外耳道昆虫类异物。

【适应证】

中耳炎及外耳道炎、耵聍栓塞及外耳道异物。

【禁忌证】

鼓膜穿孔。

【操作流程】

1. 操作前准备　评估患者病情、合作程度及外耳道状况;操作者准备(七步洗手法洗手、戴口罩)、用物准备(消毒棉签、棉球、滴耳药液、3%过氧化氢)、环境准备(病室清洁、适宜操作)。

2. 核对患者并做好解释工作,协助其取合适体位。

3. 清洁外耳道。

4. 轻拉耳廓,充分暴露外耳道(小儿将耳廓向下牵拉,成人向后上牵拉)。

5. 检查药液,核对患者后,将药液顺外耳道后壁缓缓滴入2~3滴后,轻压耳屏,使药液充分进入外耳道内。

6. 再次核对患者后,将棉球塞入外耳道口,以免药液流出。

7. 妥善安置患者,正确处理操作用物。

【操作前健康教育】

1. 外耳道相关知识　向患者讲解耳及外耳道的相关知识,告知患者耳具有听觉和平衡觉的功能,由外耳、中耳和内耳组成,其中外耳包括耳廓和外耳道,而外耳道滴药就是将滴耳剂滴入外耳道内以达到治疗目的的一种方法。

2. 操作相关健康教育　根据外耳道滴药操作的要点,向患者讲解操作的目的、方法、注意事项及配合要点。

【操作中健康教育】

1. 体位指导　告知患者外耳道滴药时应取坐位或卧位,头偏向健侧,患耳向上,以便于药液顺利流入外耳道。

2. 外耳道的清洁方法　告知患者外耳道滴药时,应保证外耳清洁、通畅,利于药液吸收;指导患者分泌物较多时,可用3%过氧化氢溶液反复清洗至清洁为止,以免药液受到分泌物阻隔或稀释。

3. 滴耳剂温度　告知患者滴耳剂温度不可过低,应与体温相近,因为滴耳剂温度过低,会导致患者出现眩晕、恶心等不适;如遇滴耳剂温度过低时,可将药液握于掌心2~3min进行加温即可。

【操作后健康教育】

1. 体位指导　外耳道滴入药液后,告知患者保持原来体位3~5min,使药液可以与外耳道充分接触,以充分发挥药效。

2. 用药后的观察　询问患者外耳道滴药后有无眩晕、心慌等不适,告知患者如有不适,立即通知医护人员。

第四节　雾化吸入法

在临床中雾化吸入的种类很多,有氧气雾化吸入法、超声雾化吸入法、压缩雾化吸入法三种,目前应用最普遍的是压缩雾化吸入法。正常呼吸情况下,当气体通过上呼吸道时被加热到37℃,湿度为100%。但当气体不通过上呼吸道时,如气管插管及气管切开等因素时,就会引起气道黏膜干燥,纤毛运动降低,分泌物容易蓄积,这样易发生气道狭窄或堵塞,可能由此导致低氧血症危及患者的生命。因此,我们可以通过加湿气道促进分泌物的排出。

【操作目的】

在动力源压缩空气的驱使下,液体药物被雾化成细微的雾状颗粒,随着自然呼吸,送入气道及肺部加湿,从而减轻气道黏膜水肿及炎症,促进气道的纤毛运动,降低分泌物的黏稠度,促进排痰,改善通气。

【适应证】

急慢性咽喉炎、急慢性气管及支气管炎、肺炎、鼻炎、气管切开术后、哮喘、慢性阻塞性肺病以及其他一些急慢性或原发性支气管和肺部疾病的患者。

【禁忌证】

自发性气胸及肺大疱患者慎用。

【操作流程】

1. 操作前准备　评估患者病情、合作程度及呼吸道状况；操作者准备（七步洗手法洗手、戴口罩）、用物准备（压缩雾化泵一台、注射器、纸巾、雾化药物、口含面罩、漱口液及口杯）、环境准备（病室清洁、适宜操作）。

2. 核对患者并做好解释工作，协助其取合适体位。

3. 向患者说明雾化吸入的目的和方法以及药物的作用及副作用。二人核对医嘱。

4. 压缩雾化器的使用

（1）把雾化器放置低于患者的位置，接上电源。

（2）按逆时针方向旋转雾化器，取下其上半部和通气活瓣圆盖。

（3）遵医嘱用注射器吸入要注入的药液并加药。药量需在2~8ml的范围内。

（4）将上半部垂直插入雾化器中，安装时注意上半部半圆形的圆片要对准口含器的方向，然后按顺时针方向旋紧。

（5）安装口含器或面罩，使用面罩时需将雾化器上端的通气活瓣圆盖取下。

（6）手握雾化器，连接压缩机的空气导管。

（7）嘴唇含住口含器，缓缓吸气；面罩罩住口鼻，用力适当，雾化器要一直保持竖直向上。

（8）打开雾化器开关，调节雾的大小。

（9）雾化完毕，取下口含器或面罩，关掉开关。

（10）对患者的面部进行清洁,观察患者咳嗽状况、呼吸状态及痰液的性状。

5. 妥善安置患者,正确处理操作用物。

【操作前健康教育】

1. 口腔清洁　用漱口液漱口,防止吸入口腔细菌。

2. 操作相关健康教育　根据雾化吸入操作的要点,向患者讲解操作的目的、方法、注意事项及配合要点。

【操作中健康教育】

1. 体位指导　体位取坐位或根据情况取侧卧位,易于扩胸和腹式呼吸。

2. 雾化吸入的原理　告知患者在动力源的驱使下,液体药物被雾化成细微的雾状颗粒,随着自然呼吸直接达到患病部位。

3. 在吸入过程中,患者可能会因为以下几方面原因引起咳嗽:

（1）吸入药物在雾化过程中会因蒸发而温度降低,严重的黏膜炎症患者在吸入气雾温度较低时会引发咳嗽。

（2）吸入药物浓度过高: 如怀疑由该原因引起,应加入生理盐水稀释药液。

（3）吸入药液酸碱度过高。

【操作后健康教育】

1. 用物处理

（1）口含器放入垃圾袋。

（2）用清水雾化10s再清水冲洗雾化器。

（3）将除空气导管外的所有雾化器的配件泡在滴入少量清洁剂的清水中洗涤。

（4）用清水冲净雾化器的配件并控干水分,然后吹风晾干,备用。

2. 吸入注意事项　喷雾器不能由几个患者共用,如果几个患者共用一台机器,每人应分别使用一支喷雾器,同时定期检查压缩机的空气过滤内芯,若有必要及时更换。

第五节 鼻 饲 法

鼻饲法是通过导管将营养丰富的流质饮食或营养液、水和药物注入胃内的方法。鼻饲营养的优点: 防止肠黏膜萎缩,维持免疫功能;与中心静脉营养相比,降低了由导管所致败血症等并发症的发生; 降低了费用。从而,要求护理人员在正确评估患者的营养状态的同时,应采取最有效的途径,满足患者的饮食营养需要,以促进患者的早日康复。

【操作目的】

供给营养、水分和药物,胃液分析及胃肠减压。

【适应证】

适用于昏迷、口腔疾患、手术等不能经口进食,吞咽障碍,肠炎等内科消化系统疾病; 以及给予营养支持。

【禁忌证】

食管下段静脉曲张、食管梗阻、胃底静脉曲张。

【操作流程】

1. 操作前准备　评估患者患者病情、意识及合作程度; 操作者准备(七步洗手法洗手、戴口罩)、用物准备(治疗盘铺无菌巾,内置治疗碗、消毒胃管、镊子、弯盘、60ml注射器、纱布2块、液状石蜡、压舌板、棉签、小线2根、听诊器,另备温开水(30~40℃)适量,号码纸,笔,肠内营养液,手套,输液器,治疗巾)、环境准备(病室清洁、适宜操作)。

2. 核对患者并做好解释工作,协助其取合适体位。

3. 携备好的用物至患者床边。对神志清醒者应说明插管目的,以取得患者的配合。

4. 患者取坐位、半卧位或平卧位,颌下铺治疗巾,用棉签蘸取清水给患者清洁鼻腔。

5. 用液状石蜡纱布润滑胃管前段,左手持纱布托住胃管,右手持镊子夹住胃管前段,轻抬上腭,沿患者一侧鼻孔轻轻插入。插入咽喉部(胃管14~16cm)时指导患者头前倾,做深呼吸及吞咽动作,同时将胃管送下,插入深度为45~55cm(婴儿14~18cm)。插管时,若患者出现恶心,应暂停片刻,嘱其做深呼吸或吞咽动作,待患者平稳后再将胃管插入。

6. 检查胃管是否在胃内,可用以下方法证实:

(1)注射器抽胃液,有胃液抽出。

(2)将胃管放入盛水的碗内,无气泡逸出。如有大量气体逸出,表示误入气管。

(3)置听诊器于胃部,用注射器从胃管注入10ml气体,听诊胃部有气过水声。

7. 确认胃管在胃内后,用小线固定胃管于患者鼻翼及耳部,将胃管开口端抬高反折,用纱布固定并用小线系紧。

8. 整理床单位,清理用物,洗手。在胃管上贴上日期及时间。

9. 营养液的注入

(1)向患者解释营养液的作用,取得患者的同意。

(2)洗手,准备用物:营养液、温开水,50ml无菌注射器、输液器。

(3)挂吊瓶,打开调节夹排好营养液。连接输液器和胃管,打开调节夹,使营养液流入胃管。

【操作前健康教育】

1. 呕吐反射相关知识　向患者讲解呕吐反射是阻止异物进入机体的一种防御性反射。当口腔和咽喉以及胃黏膜受到机械性化学性刺激,或者发生炎症时,其信号传至脑干部的呕吐中枢,产生呕吐的动作。易引起呕吐反射的部位是软腭和舌后部的2/3处。告知患者插胃管时会有一些不适,如恶心,请患者不要紧张,遵护士的口令配合插管就会很顺利。

2. 操作相关健康教育　根据鼻饲法操作的要点,向患者讲解操作的目的、方法、注意事项及配合要点。

【操作中健康教育】

1. 体位指导　告知患者平卧位难于将胃管插入,且容易插入气管。应将肩下垫枕,将下颌抬起,身体采取稍前倾的姿势;也可取坐位或半卧位;鼻饲营养液的过程中告知患者取坐位或半卧位。

2. 鼻饲营养液温度的控制　告知患者鼻饲营养液温度不可过低或过高,应与体温相近,因为鼻饲营养液温度过低或过高,会导致胃部不适,营养液的温度为38~40℃。

3. 插入胃管时不适症状的处理

(1)恶心、呕吐:护士暂停插管,嘱患者深呼吸,放松全身。

(2)误入气管:应立即拔出胃管。

(3)插入不畅:嘱患者张口,检查胃管是否盘在口中,若是,立即拔出;护士暂停插管,嘱患者深呼吸,放松全身。

4. 鼻饲速度的把握　告知患者鼻饲营养液的注入速度不宜过快,以免引起胃部不适。

【操作后健康教育】

1. 体位指导　告知患者鼻饲营养液后30min内取坐位、半卧位,不要剧烈运动,防止食物反流。

2. 鼻饲后的观察　询问患者鼻饲后有无恶心、心慌等不适,告知患者如有不适,立即通知医护人员。

3. 胃管的固定　告知患者及家属胃管要固定牢固,用线绳或丝绸胶带固定胃管,胃管勿打折,勿随意拔出。用绳子固定牢固,胃管不易脱出,也不会损伤皮肤。固定胃管,绳子要一长一短,系带在侧面,避免在正后方,患者仰卧时头部不舒适。定期更换绳子,脏了随时换。

4. 防止胃管堵塞的护理 鼻饲前后从胃管内注入少量温开水,以冲洗胃管。避免食物堵塞或存积于胃管内变质后再注入胃内导致胃肠炎。

5. 营养液的种类

(1)肠内营养乳剂: TPF-T(瑞能)、TPF-D(瑞代,适合糖尿病患者)。

(2)肠内营养粉剂: TP(安素)。

6. 检查胃管是否在胃内,可用以下方法证实:

(1)注射器抽胃液,有胃液抽出。

(2)将胃管放入盛水的碗内,应无气泡逸出。如有大量气体逸出,表示误入气管。

(3)置听诊器于胃部,用注射器从胃管注入10ml气体,听诊胃部有气过水声。

第六节 气管切开患者家庭护理

一、气管切开换药法

气管切开术是一种在颈上段气管切开、造瘘插入特制气管套管,以解除上呼吸道梗阻、吸出下呼吸道分泌物和给氧、预防手术后呼吸道阻塞,而进行的紧急、半紧急和预防性手术。一般在气管的3~5环切开。它属于紧急救命技术,人体一旦3~5min内无法供应充足氧气于脑部,脑细胞就可能因为缺氧过久而无法恢复正常,成为植物人,其至危及生命。所以如果呼吸道有狭窄的现象,或是体力虚弱到无法顺利地排出呼吸道的分泌物,必须考虑及早另外建立其他呼吸途径,短期可以从口鼻插入气管内管,长期(大于2周以上)则应优先执行气管切开术。

【操作目的】

气管切开术后换药是为气管切开术后患者进行切口部位消毒并更换敷料,以保持切口部位清洁、干燥,促进伤口愈合。

【适应证】

气管切开术后患者。

【操作流程】

1. 操作前准备评估患者病情、合作程度及气管切开切口的状况;操作者准备(七步洗手法洗手、戴口罩)、用物准备(弯盘1个、止血钳1把、枪状镊1把、剪口纱布1块、75%酒精棉块若干、生理盐水棉块2~3块,治疗巾1块、胶布,医用垃圾袋,快速手消毒液,负压吸引装置完好)、环境准备(病室清洁、适宜操作)。

2. 讲解气管切开换药的目的、操作方法及注意事项。

3. 将备好的用物推至患者床旁,向患者讲解换药的目的、方法及可能出现的不适,取得患者配合。

4. 为患者摆好体位(坐位或仰卧位),充分暴露颈部以便操作。

5. 为患者吸净套管内分泌物后,取下套管下污染的剪口纱布,放入医用垃圾袋内。

6. 七步洗手法洗手。

7. 为患者颈、肩部铺治疗巾,先用止血钳夹取酒精棉块由外向内依次消毒皮肤直至造瘘口周围,消毒面积为切口周围15cm。

8. 用生理盐水棉块擦净套管柄上的分泌物,棉块用后放入医用垃圾箱。

9. 用枪状镊夹取无菌的剪口纱布置于套管柄下,动作要轻柔。避免引起呛咳反应,并用胶布固定。

10. 戴内套管,并在套管内滴盐水,用湿纱布覆盖套管口。

11. 调节系带松紧度,以伸进一手指为宜。

12. 整理用物,协助患者摆好体位,整理床单位。

13. 七步洗手法洗手。

【操作前健康教育】

1. 喉及气管相关知识　向患者讲解喉及气管的相关知识,告知患者气管及支气管是连接喉与肺之间的管道部分。它不仅是空气通过的管道,而且有清除异物、调节空气温度和湿度以及防御等功能。

2. 操作相关健康教育　根据气管切开术后换药操作的要点,向患者讲解操作的目的、方法、注意事项及配合要点。

【操作中健康教育】

1. 体位指导　告知患者气管切开术后换药时应取仰卧位,充分暴露颈部,以有利于操作。

2. 出现呛咳症状时的处理　告知患者在吸痰或换药过程中,如出现不适症状(呛咳)时,立即举手示意,提醒护士暂停操作,待不适缓解后再进行操作。

【操作后健康教育】

1. 气管切开系带松紧度的指导　告知患者系带过紧使得套管远端与气管壁紧密接触,易引起咳嗽;过松有套管脱出的危险。指导患者定期检查系带松紧度,以伸进一手指为宜。

2. 湿化气道的指导　告知患者在病房内放加湿器或者气管套管口放置湿纱布局部保湿,并定时更换,防止痰液结痂。

二、消毒气管内套管法

气管套管由底板、内套管、外套管和管芯组成,临床中常用的材质有金属(不锈钢)、硅胶或塑胶套管,依照疾病需要佩戴气管切开套管的时间长短而选择有所不同。一般而言,塑胶材质比较便宜,多用于紧急情况或做CT检查时,最好在一周内更换,以免管内有浓痰卡住,影响呼吸道通畅;硅胶套管为有内外管的双管形式、嵌入发音瓣膜的形式,适合于各种病况的气管,唯一缺点是价格较贵;金属材质包括纯银、纯铜及不锈钢三种,前两者已经很少见,目前多为不锈钢,可降低组织反应、减少气管肉芽肿的形成,不易老化损坏,使用时间长。

【操作目的】

防止痰液黏稠堵塞套管,引起呼吸不畅;防止痰液积聚,引起感染。

【适应证】

气管切开后佩戴套管者。

【操作流程】

1. 操作前准备　评估患者病情、合作程度及气管内套管中痰液的颜色、性质、量;操作者准备(七步洗手法洗手、戴口罩)、用物准备(消毒棉签、气管套管刷、4%万福金安消毒液、1000mg/L的含氯消毒液罐)、环境准备(病室清洁、适宜操作)。

2. 戴手套,将摘下内套管浸泡在温水3~5min,用流动水冲洗干净。

3. 放入多酶洗液中浸泡3~5min,取出后充分刷洗。

4. 内套管刷洗好后,浸泡在4%万福金安消毒液中10~15min。

5. 更换手套。

6. 取出内管后,先用生理盐水或蒸馏水冲洗套管,再为患者佩戴。

7. 固定内套管。

8. 摘手套,洗手。

【操作前健康教育】

1. 检查负压吸引能否正常使用。

2. 为患者吸净气管套管分泌物后,取下内套管放入清洁容器内。

3. 备齐消毒用物。

4. 操作相关健康教育　根据消毒气管内套管操作的要点,向患者讲解操作的目的、方法、注意事项及配合要点。

5. 取内套管时应充分暴露颈部,一手按住外套管底板,一手顺其弧度取下内管。

【操作中健康教育】

1. 清洗内套管的注意事项 把套管刷弯成与套管的弧度一致,容易刷洗。刷洗完后将内套管对着光看是否刷干净。

2. 佩戴内套管的注意事项 戴管时要压住套管柄两端,动作轻柔,缓慢送入内套管,并固定牢固。

【操作后健康教育】

1. 院外消毒内套管 指导患者可以先刷干净套管,再用水煮沸(金属套管)10min。冷却后,用生理盐水冲洗后佩戴。如果是塑料套管则刷洗干净后用75%酒精浸泡15~20min,用生理盐水冲洗后佩戴。

2. 消毒次数 每天消毒内套管2次,堵管的患者每日消毒内套管一次。若痰液较多时要随时刷洗消毒。

3. 消毒后注意事项 消毒完毕后,应为及时戴好内管,不宜取出时间过长,否则外管内分泌物干结,内管不易再放入。

三、经气管套管吸痰法

痰潴留对人体有害,它不仅促进呼吸道微生物的生长繁殖,使本身存在的炎症扩散,还可引起继发感染;且黏稠度高的痰阻塞支气管,通气和换气功能发生障碍,可出现缺氧和呼吸困难,使病情加重。咳痰是呼吸道内有病理性分泌物,患者凭借支气管黏膜上皮细胞的纤毛运动,支气管肌肉的收缩及咳嗽时的气流冲动,将呼吸道内的分泌物从口腔排出,这是机体的一种重要防御性反射。当这种防御性反射功能低下时,通过吸痰法来去除气道内的分泌物,以预防肺部感染。在吸痰前若实施雾化吸入,效果会更好。

【操作目的】

通过负压吸痰将痰液排出,防止套管堵塞,保持清洁,防止感染。

【适应证】

喉阻塞或呼吸道狭窄而发生严重呼吸困难行气管切开后,气道分泌物黏稠度增加者,或气道分泌物超量者或咳嗽功能差者。

【操作流程】

1. 操作前准备 评估患者病情、合作程度及外耳道状况;操作者准备(七步洗手法洗手、戴口罩)、用物准备(吸引器装置密封完好、可调压吸痰管、连接管、手套及快速手消毒液)、环境准备(病室清洁、适宜操作)。

2. 核对患者并做好解释工作,协助其取合适体位。

3. 戴好手套,连接吸痰管,打开吸痰器开关阀。

4. 使用蒸馏水或生理盐水冲洗吸痰管以湿润管壁,同时确认吸痰压力处于150mmHg。

5. 用手拿住距离吸痰管前端5cm的地方,沿着套管壁弧度插入套管内。吸痰管插入深度以越过套管口为宜。

6. 用拇指压住吸痰管压力调节孔,开始吸痰,吸痰时在向上提拉的同时左右旋转吸痰管。

7. 吸痰时应观察痰液颜色、性质和量,并注意观察患者的面色。

8. 吸痰完毕后,拇指松开压力调节孔,迅速抽出吸痰管后,用蒸馏水或生理盐水冲洗连接管。

9. 关闭吸痰器的开关阀。

10. 妥善安置患者,正确处理操作用物。

【操作前健康教育】

1. 如果分泌物黏稠,可先注入2~5ml生理盐水于气管内,然后加压呼吸3~4次,使滴入的液体到小支气管以稀释淤积的痰液并刺激咳嗽。

2. 操作相关健康教育 向患者讲解经气管套管吸痰操作

的目的、方法、注意事项及配合要点。

【操作中健康教育】

1. 体位指导　告知患者气管套管吸痰时应取坐位或卧位。

2. 吸痰时间　每次吸痰时间不应超过15s,吸痰不宜太频繁,以免刺激伤口。吸痰时间过长会造成患者缺氧,严重者可造成低氧血症或心律失常。

【操作后健康教育】

1. 吸痰管的使用　吸痰管为一次性使用,可减少感染机会。

2. 促进痰液排出的方法　如痰液黏稠,可以配合翻身、叩背、雾化吸入,通过振动、稀释痰液,使之易于吸出。

3. 储液瓶的注意事项　储液瓶内的吸出液应及时倾倒,一般不应超过瓶的2/3,以免痰液吸入损坏机器。

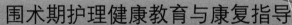

第四章

围术期护理健康教育与康复指导

第一节 耳科健康教育与康复指导

一、耳科手术一般健康教育与康复指导

【手术适应证】

适用于急、慢性中耳炎、鼓室硬化、梅尼埃病、听神经瘤、面神经减压、耳肿瘤、感音神经性聋、传导性聋等。

【围术期健康教育与康复指导】

1. 术前健康教育

（1）疾病教育：对患者及其家属进行宣教，包括疾病病因、临床表现、治疗原则、预后、预防等。

（2）术前检查：告知患者术前准备所需的常规检查及专科检查，如血、尿常规，生化全项，凝血分析，HBsAg，HIV，HCV，梅毒抗体、心电图、胸部X线、纯音测听、声导抗、乳突CT、内耳道磁共振、面神经功能等检查。向患者及家属讲解术前检查的目的、方法，积极协助其完成各项检查。

（3）饮食指导：根据患者的进食及身体状况，有针对性地对患者进行个性化教育，以清淡、易消化饮食为主，避免进食刺激性食物，禁烟酒。注意饮食卫生，以免出现腹泻、腹胀等不适而影响手术。

（4）术前准备：告知患者全身麻醉前需做好的各项准备，禁食水6~8h，做好胃肠道准备。告知患者沐浴、剪指（趾）甲，保持全身清洁；检查患者指（趾）甲，如有指甲油等应协助清除，以免影响术中血氧饱和度的监测;男性患者剃净胡须,女性患者勿化妆、佩戴饰物,头部不要戴发卡等硬物;向患者讲解术前准备事项的目的,术区皮肤准备。

(5)术晨准备:告知患者手术日早晨排空大小便;禁饮禁食;病号服需贴身穿着;取下义齿及隐形眼镜,将首饰及贵重物品交予家属妥善保管,不能取下的手镯等告知医生和手术室交接人员;将病历、影像学资料带入手术室;有特殊病情患者需告知其做好相应准备,如哮喘患者备好哮喘喷雾剂,高血压患者提前服药,糖尿病患者禁用降糖药物等,与手术室人员进行患者、药物核对后,送入手术室。为患者配戴手术核查腕带,检查患者腕带信息是否清楚、准确、齐全,以便术中进行患者身份识别。

(6)睡眠指导:指导患者术前晚按时入睡,保证充足的睡眠,如果不能入睡可以告知护士,遵医嘱用药助眠。

(7)手术指导:向患者介绍手术名称及简单过程、麻醉方式,并向患者讲解术后可能出现的不适及需要的医疗处置;使患者有充分的心理准备,解除顾虑,消除紧张情绪,增强信心,促进患者术后康复。

2. 术后教育

(1)体位指导:告知患者术后采取正确体位,全麻术后2~4h内,采取去枕平卧,避免呕吐物误吸入呼吸道发生窒息。

(2)饮食指导:告知患者术后4h可饮少量温水,如无呛咳、恶心等不适,可适当进易消化软食,勿食用刺激性及过硬、过热食物。如有头晕、恶心、呕吐等,可待症状缓解后再进食,有基础疾病的患者需根据具体情况进行针对性饮食指导。多做吞咽动作利于咽鼓管的开放。

(3)病情观察指导:告知患者术后可能出现头晕、恶心、伤口渗血、伤口疼痛等现象,避免患者紧张;若有敷料血性浸湿、伤口剧烈疼痛、眩晕等异常现象时,应及时通知医护人员进行处理。

（4）用药指导：术后需遵医嘱给予患者抗炎、改善循环、促进分泌物排出等药物治疗，以预防伤口感染、改善内耳血液循环、促进伤口引流及愈合等，向患者讲解药物名称、用药目的、使用方法及相关注意事项。

（5）安全指导：全麻术后观察患者有无乏力、头晕等症状，指导患者首次下床时应渐进下床活动，防止因虚脱而摔倒；教会患者使用床旁呼叫系统，一旦出现头晕、恶心等不适症状时，应即刻采取安全措施：手扶固定物体、及时卧床，并通知医务人员；老年人活动时应注意地面湿滑，防止摔倒，儿童患者尤其是人工耳蜗植入术后患者注意不要随处跑动，以免撞伤及损坏植入体。

【出院教育与康复指导】

1. 健康指导　预防感冒，掌握正确擤鼻方式，单侧轻轻擤出，不要用力；告知患者保持伤口周围清洁、干燥，洗头洗脸时防止污水浸湿；患者应遵医嘱3~6个月内避免乘飞机，以免气压损伤影响预后。

2. 用药指导　对出院后需继续用药的患者，做好院外用药的指导，告知其药物名称、使用方法、时间和注意事项。告知患者遵医嘱正确使用药物的重要性，不得随意停药、加量或减量。

3. 复诊　告知患者术后按时复诊的重要性，以便医生了解手术创面恢复情况，并及时对症进行处置。告知患者耳内痂垢后不要自行挖出，应由医生复诊时进行清理。一般于出院1周后到门诊复诊，以后根据疾病恢复情况随诊。期间如出现耳内流脓、疼痛加剧等不适应及时就诊。

4. 心理指导　疾病恢复期间保持良好的心理状态，避免紧张、激动等情绪，以利于疾病康复。

二、鼓室成形术

【手术适应证】

适用于慢性中耳乳突炎、胆脂瘤性中耳炎、外伤引起的中耳传音系统的缺损等。

【围术期健康教育与康复指导】

1. 术前教育 参见耳科手术一般术前健康教育。

2. 术后教育

（1）体位指导：告知患者术后采取正确体位，全麻术后2~4h内，去枕平卧，避免呕吐物误吸入呼吸道发生窒息，同时行人工听骨植入术的患者术后遵医嘱，头部制动。

（2）伤口护理指导：告知患者不要撕扯伤口敷料，保持敷料清洁、干燥，避免磕碰头部。

（3）饮食指导：告知患者术后4h可饮少量温水，如无呛咳、恶心等不适，可适当进易消化软食，勿食用刺激性及过硬、过热食物。有基础疾病的患者需根据具体情况进行针对性饮食指导。

（4）病情观察指导：告知患者如有头晕、呕吐、耳闷胀感等及时告知医护人员对症处理。

（5）用药指导：术后需遵医嘱给予患者抗炎、改善循环、促进分泌物排出等药物，向患者讲解药物名称、用药目的、使用方法及相关注意事项。

（6）安全指导：全麻术后观察患者有无乏力、头晕等症状，指导患者首次下床时应渐进下床活动，防止因虚脱而摔倒，教会患者使用床旁呼叫系统，一旦出现憋气、头晕、心慌等症状时，应立即采取安全措施：手扶固定物体、及时卧床，并通知医务人员。老年人活动时应注意地面湿滑，防止摔倒。儿童患者注意不要随处跑动，以免碰伤；注意采取必要的安全防护措施，避免坠床跌倒的发生。

【出院教育与康复指导】

1. 上呼吸道保护指导 指导患者注意保暖，多饮水，避免上呼吸道感染，以免影响伤口愈合。

2. 饮食指导 恢复期应禁烟禁酒、禁刺激性食物，选择富含维生素、蛋白质的饮食（如新鲜水果、蔬菜、鱼、瘦肉），增强机体抵抗力,促进患者康复。

3. 活动指导　指导患者出院后适当参加体育锻炼,增强机体抵抗力。2周内应尽量避免重体力劳动及剧烈活动,避免磕碰头部。

4. 伤口指导　保持伤口局部清洁、干燥,避免磕碰头部。

5. 环境指导　环境应安静、舒适,保持温湿度适宜,注意通风,保持室内空气清新。

6. 复诊　告知患者术后按时复诊的重要性,以便医生了解手术创面恢复情况,并及时对症进行处置。一般于出院2周后到门诊复诊,以后根据疾病恢复情况医嘱随诊。

7. 心理指导　疾病恢复期间保持良好的心理状态,避免紧张、激动等情绪,以有利于疾病康复。

三、人工耳蜗植入术

【手术适应证】

适用于双侧重度/极重度感音神经性耳聋,无听觉经验,助听器效果获益有限(家长问卷调查或言语识别率<30%),无手术禁忌证,有条件进行术后系统康复培训的患者。

【围术期健康教育与康复指导】

1. 术前教育　参照耳科手术一般术前健康教育。

2. 术后教育

(1)体位指导:告知患者术后采取正确体位,全麻术后2~4h内,采取去枕平卧,避免呕吐物误吸入呼吸道发生窒息。

(2)伤口护理指导:告知患者不要撕扯伤口敷料,保持敷料清洁、干燥,避免磕碰头部。

(3)饮食指导:告知患者术后4h可饮少量温水,如无呛咳、恶心等不适,可适当进易消化软食,勿食用刺激性及过硬、过热食物。有基础疾病的患者需根据具体情况进行针对性饮食指导。

(4)病情观察指导:告知患者术后将口腔内分泌物吐出或

由医护人员吸出。告知患者人工耳蜗植入手术最常见的并发症与手术切口、耳后皮瓣和面神经损伤有关。常见的并发症包括术后发生皮瓣坏死,暂时性迟发性面神经轻度瘫痪,患有Mondini畸形的儿童发生脑脊液漏,以及在大前庭导水管综合征患儿发生井喷现象。

(5)用药指导:术后需医嘱给予患者抗炎药物治疗,向患者讲解药物名称、用药目的、使用方法及相关注意事项。

(6)安全指导:参见第四章第一节第二部分"鼓室成形术"术后教育中"安全指导"。

【出院教育与康复指导】

1. 上呼吸道保护指导 患者注意保暖,多饮水,避免上呼吸道感染,以免影响伤口愈合。

2. 饮食指导 恢复期应禁烟禁酒、禁刺激性食物,选择富含维生素、蛋白质的饮食(如新鲜水果、蔬菜、鱼、瘦肉),增强机体抵抗力,促进患者康复。

3. 活动指导 指导患者出院后适当参加体育锻炼,增强机体抵抗力。4周内应尽量避免重体力劳动及剧烈活动。

4. 环境指导 环境应安静、舒适,保持温湿度适宜,注意通风,保持室内空气清新。

5. 伤口指导 保持伤口局部清洁、干燥,避免磕碰头部。

6. 复诊 告知患者术后按时复诊的重要性,以便医生了解手术创面恢复情况,并及时对症进行处置。一般于出院4周后到门诊复诊并开机调试,以后根据疾病恢复情况遵医嘱随诊。

7. 心理指导 疾病恢复期间保持良好的心理状态,避免紧张、激动等情绪,以有利于疾病康复。

四、全耳廓再造术

【手术适应证】

适用于先天性耳廓发育不良所致的小耳畸形,还适用于因为外伤、感染等原因导致的耳廓缺损等。

【围术期健康教育与康复指导】

1. 术前健康教育　参照耳科手术一般术前健康教育。

2. 术后健康教育

（1）体位指导：告知患者术后采取正确体位，全麻术后2~4h内，采取去枕平卧，避免呕吐物误吸入呼吸道发生窒息。

（2）伤口护理指导：告知患者勿撕扯伤口敷料，保持敷料清洁、干燥，避免压迫手术部位，避免磕碰头部。耳廓再造术第一期、第二期为避免皮下积液、血肿，在术区安置引流管，末端接注射器式负压引流器，术后24h内严密观察引流管是否通畅，引流液颜色、性质、量，妥善固定引流管，预防引流管脱出，每日进行负压引流冲洗至少4次，记录引流液的颜色、性质、量，根据引流液情况术后7d拔除引流管。

（3）饮食指导：告知患者术后4h可饮少量温开水，如无呛咳、恶心等不适，可适当进食易消化软食，勿食用刺激性及过热过硬食物，有基础疾病的患者需根据具体情况进行针对性饮食指导。

（4）病情观察指导：告知患者术后如有头晕、呕吐、耳闷胀感、耳部包扎部位有渗血、渗液，包扎上方头皮有水肿、血肿形成、切口处疼痛剧烈、引流液过多等，应及时告知医护人员对症处理。二期手术后，取肋骨处疼痛难忍，给予腹带加压包扎，防止血肿，患者活动或咳嗽时双手按住伤口，减缓振动引发的疼痛，疼痛剧烈者可适当应用止痛药物。

（5）用药指导：术后遵医嘱给予患者抗炎等药物治疗。小耳畸形一期术后应用颈部冰敷、止血药物等进行止血治疗；二期术后严禁使用止血药物及止血措施。向患者讲解药物名称、用药目的、使用方法及相关注意事项。

（6）安全指导：参见第四章第一节第二部分"鼓室成形术"术后教育中"安全指导"。

【出院教育与康复指导】

1. 上呼吸道保护指导 患者注意保暖,多饮水,避免上呼吸道感染,以免影响伤口愈合。

2. 饮食指导 恢复期应禁烟禁酒,禁刺激性食物,选择富含维生素、蛋白质的饮食(如新鲜水果、蔬菜、鱼、瘦肉),增强机体抵抗力,促进患者康复。

3. 活动指导 指导患者出院后适当参加体育锻炼,增强机体抵抗力。2周内应尽量避免重体力劳动及剧烈活动,避免磕碰头部。

4. 伤口指导 勿穿带领衣服,防止磨伤皮瓣。保持耳部切口清洁、卫生,术区勿湿水,2~3周后视伤口愈合情况可洗头,不用刺激性洗发水。平卧睡觉或健侧卧位睡觉,注意不要压伤、冻伤皮瓣/再造耳。避免磕碰头部。

5. 环境指导 环境应安静、舒适,保持温湿度适宜,注意通风,保持室内空气清新。

6. 复诊 告知患者术后按时复诊的重要性,一期术后第8天拆除耳包后进行扩张器注水,每次注水量为8ml,一周三次累计注水量80ml,注水后观察皮瓣颜色,扩张后皮肤为淡红色、光滑,用手指按压后成白色,松开手指后能迅速充血变为淡红色。一期术后休养1~1.5个月后进行二期手术。

7. 心理指导 疾病恢复期间保持良好的心理状态,避免紧张、激动等情绪,以有利于疾病康复。

五、内耳开窗术加耳硬化症术

【手术适应证】

适用于内耳畸形、耳硬化症等。

【围术期健康教育与康复指导】

1. 术前教育 参照耳科手术一般术前健康教育。

2. 术后教育

（1）体位指导：告知患者术后采取正确体位，全麻术后2~4h内，采取去枕平卧，避免呕吐物误吸入呼吸道发生窒息。

（2）饮食指导：告知患者术后4h可饮少量温水，如无呛咳、恶心等不适，可适当进易消化软食。术后2周内避免进食大块、坚硬食物。勿食用刺激性及过硬食物。如有头晕、恶心、呕吐等，可待症状缓解后再进食，有基础疾病的患者需根据具体情况进行针对性饮食指导。

（3）病情观察指导：告知患者尽量减少头部活动，预防过度运动导致人工镫骨脱位以及淋巴液振动引起的眩晕。如行人工镫骨全切及重建手术，术后为防止镫骨移位，应绝对卧床48h，保持患者头部制动。若有敷料血性浸湿、伤口剧烈疼痛等异常现象时，应及时通知医护人员进行处理。

（4）安全指导：全麻术后观察患者有无乏力、头晕等症状，如患者出现恶心、呕吐、耳鸣及眩晕等症状，协助患者取健侧平卧位，防止呕吐物窒息。指导患者首次下床时应渐进下床活动，防止因虚脱而摔倒，教会患者使用床旁呼叫系统，一旦出现憋气、头晕、心慌等症状时，应立即采取安全措施：手扶固定物体、及时卧床，并通知医务人员。老年人活动时应注意地面湿滑，防止摔倒。儿童患者注意不要随处跑动，以免碰伤；注意采取必要的安全防护措施，避免坠床跌倒的发生。

【出院教育与康复指导】

1. 疾病指导　预防感冒，掌握正确擤鼻方式，单侧轻轻擤出，不要用力；告知患者保持伤口周围清洁、干燥，伤口未愈合期间洗头要注意，防止耳内进水；患者应遵医嘱3~6个月内避免乘飞机，以免气压损伤影响预后。注意保护头部，避免耳部被碰撞。

2. 用药指导　对出院后需继续用药的患者，做好院外用药的指导，告知其药物名称、使用方法、时间和注意事项。告知患者医嘱正确使用药物的重要性，按时用药，不得随意停药、加量或减量。

3. 复诊 告知患者术后按时复诊的重要性,以便医生了解手术创面恢复情况,并及时对症进行处置。告知患者耳内结痂后不要自行挖出,应由医生复诊时进行清理。常规出院1周后到门诊复诊,以后根据疾病恢复情况遵医嘱随诊。期间如出现耳内流脓、疼痛加剧等不适应及时就诊。

4. 心理指导 疾病恢复期间保持良好的心理状态,避免紧张、激动等情绪,以有利于疾病康复。因该类疾病有家族史,密切观察直系家属的双耳听力情况,发现异常及时诊治。

六、侧颅底手术

【手术适应证】

适用于听神经瘤、三叉神经瘤、脑膜瘤、中耳癌、面神经瘤、鼓室体瘤、先天性胆脂瘤或上皮样囊肿、颞骨巨细胞瘤、颈静脉体瘤等。

【围术期健康教育与康复指导】

1. 术前教育 参见耳科手术一般术前健康教育。

2. 术后教育

(1)体位指导:告知患者术后采取正确体位,全麻术后2~4h内,采取去枕平卧,避免呕吐物误吸入呼吸道发生窒息。全麻清醒后可采取半坐卧位,减少局部肿胀。

(2)饮食指导:告知患者术后4h可饮少量温水,如无呛咳、恶心等不适,可适当进温凉半流食或易消化软食,勿食用刺激性及过硬、过热食物。有基础疾病的患者需根据具体情况医嘱进行针对性饮食指导。

(3)伤口引流护理:告知患者不要牵拉引流管、不要自行倾倒引流液。

(4)口腔清洁:告知患者三餐后漱口,保持口腔清洁,预防口腔感染。

（5）用药指导：术后遵医嘱给予患者降颅压、抗炎、抗水肿等药物治疗以降低颅内压、预防脑水肿，以及营养神经等对症治疗，向患者讲解药物作用及注意事项，并观察用药后反应。

（6）安全指导：参见第四章第一节第二部分"鼓室成形术"术后教育中"安全指导"。

（7）排便指导：告知患者保持大便通畅，勿用力排便，以免出现颅内压增高。如排便困难时，可给予通便药物，做好用药指导。

【出院教育与康复指导】

1. 观察有无脑脊液漏　指导患者观察耳鼻伤口或鼻腔内有无无色透明液体流出，监测体温。嘱患者观察平卧时有无液体流至咽部，以及夜间有无异常呛咳。保持大便通畅，预防便秘，避免用力。出现异常及时就诊。

2. 复诊　告知患者术后按时复诊的重要性，一般于出院3个月后到门诊复诊，以后根据疾病恢复情况遵医嘱随诊。期间如出现耳漏、疼痛、面瘫加重等不适应及时就诊。

3. 口腔清洁指导　患者出院后注意口腔卫生，按时刷牙，养成餐后漱口的习惯，保持口腔清洁。

4. 饮食指导　恢复期应避免食用坚硬类食物，多食用富含纤维、蛋白质的食物，增强机体抵抗力，促进患者康复。

5. 心理指导　疾病恢复期间保持良好的心理状态，避免紧张、激动等情绪，以有利于疾病康复。

6. 禁忌挖耳，勿让不洁液体及异物进入外耳道，防止逆行感染。

七、跨面神经移植术

【手术适应证】

造成周围性面瘫的原因很多，其中约有一半是贝尔面瘫，另外还有外伤、感染、肿瘤和神经性疾病。医源性原因占的比例很小,如腮腺切除和颞骨切除时造成的面神经损伤。

1. 外伤或手术误伤造成的面神经断裂。

2. 面神经岩骨外段因肿瘤压迫而延长,在按计划切除一段后两断端对位无张力者。

【围术期健康教育与康复指导】

1. 术前教育

(1)疾病教育:对患者及其家属进行宣教,包括疾病病因、临床表现、治疗原则、预后、预防等。

(2)术前检查:告知患者术前准备所需的常规检查及专科检查,如血、尿常规,生化全项,凝血分析,HBsAg,HIV,HCV,梅毒抗体,心电图,胸部X线,纯音测听,声导抗,乳突CT,内耳道磁共振,面神经功能等检查。向患者及家属讲解术前检查的目的、方法,积极协助其完成各项检查。

(3)饮食指导:根据患者的进食及身体状况,有针对性地对患者进行个性化教育,以清淡、易消化饮食为主,避免进食刺激性食物,禁烟酒。注意饮食卫生,以免出现腹泻、腹胀等不适而影响手术。

(4)术前准备:告知患者全身麻醉前需做好的各项准备,禁食水6~8h,做好胃肠道准备。告知患者沐浴、剪指(趾)甲,保持全身清洁;检查患者指(趾)甲,如有指甲油等应协助清除,以免影响术中血氧饱和度的监测;男性患者剃净胡须,女性患者勿化妆、佩戴饰物,头部不要戴发卡等硬物;向患者讲解术前准备事项的目的。术区皮肤准备:全头,颈部备皮范围:上至唇下,下至双乳头连线,两侧至斜方肌前缘;下肢备皮范围:上至大腿根部,下至足跟。

(5)术晨准备:告知患者手术日早晨排空大小便;禁饮禁食;病号服需贴身穿着;取下义齿及隐形眼镜,将首饰及贵重物品交予家属妥善保管,不能取下的手镯等告知医生和手术室交接人员;将病历、影像学资料带入手术室;有特殊病情患者需告知其做好相应准备,如哮喘患者备好哮喘喷雾剂,高血压患者提前服药,糖尿病患者停用降糖药物等,与手术室人员进行患者、药物、核对后,送入手术室。为患者配戴手术核查腕带,检查患者腕带信息是否清楚,准确,齐全,以便术中进行患者身份识别。

（6）睡眠指导: 指导患者术前晚按时入睡,保证充足的睡眠,如果不能入睡可以告知护士,遵医嘱用药助眠。

（7）手术指导: 向患者介绍手术名称及简单过程、麻醉方式,并向患者讲解术后可能出现的不适及需要的医疗处置; 使患者有充分的心理准备,解除顾虑,消除紧张情绪,增强信心,促进患者术后康复。

（8）眼睑闭合不全者护理: 应注意眼角膜及结膜的保护,日间给予氧氟沙星眼药水滴眼2~3滴/次,夜间给予金霉素眼膏涂患侧眼部,并给予纱布覆盖; 外出或睡眠时佩戴墨镜,避免过度用眼而造成眼睛劳累,同时也需要避免烟尘及强光刺激。同时,勿用手帕拭泪,如需要擦泪,可由上眼睑向外下侧轻轻擦拭,避免出现暴露性角膜炎或角膜炎。

（9）口角歪斜者,由于患者颊肌瘫痪,食物易滞留于病侧齿颊间,指导患者缓慢进食,应健侧咀嚼,注意饮食温度,防止烫伤; 加强口腔护理,防止口腔溃疡,如饭后可用3%苏打水或温开水漱口,并养成良好的睡前刷牙习惯,清理患侧颊齿间食物残渣,保持口腔清洁卫生。

（10）面瘫的护理: 给予面部按摩每天三次,每次20~30min。具体方法: 用手掌紧贴患者瘫痪的面肌做环形按摩,也可用手轮刮眼睑、擦鼻翼等。咀嚼口香糖,每次持续15~30min,但是应注意避免咀嚼疲劳。

（11）遵医嘱使用糖皮质激素、神经营养药物、抗生素,注意观察药物的作用及不良反应。告知患者面瘫的康复需要一个较长的过程,嘱咐患者坚持治疗,规范服药,按时进行按摩、理疗。嘱咐患者注意面部保暖,尽量避免吹冷风、洗冷水脸,外出时戴口罩或帽子。房间通风时应注意保护面部,避免面部直接对准风口。

（12）患者面瘫后,失去面部表情肌支配,不仅无法表露情感,而且造成面部畸形和功能障碍,严重影响了患者的社交活动,应对患者进行心理疏导,减轻患者焦虑。向患者讲解面瘫的相关知识,告知患者需进行长期的面瘫康复训练,才能达到手术目的,帮助患者建立起有利于治疗和康复的信心。

2. 术后教育　移植术后需要监测3~5d,如吻合血管出现问题要及时处理。手术后适度加压包扎,限制颈部活动,防止神经吻合处断裂;术后给予神经营养药物,促进神经生长;重视术后早期正规康复训练。

（1）术后应用抗生素控制感染3~5d。

（2）饮食指导:术后给予患者清淡半流食,避免任何刺激唾液分泌的饮食,保证患者饮水量,保持大便通畅;注意饮食温度,避免烫伤。

（3）伤口引流护理:妥善固定引流,保持负压密闭性、压力的大小及引流管的通畅,勿受压、扭曲、堵塞及脱出。观察引流液颜色、性质及量,定期更换负压吸引器,更换时应用双血管钳夹闭,防止逆行感染。

（4）下肢供区的观察:术后腿部伤口敷料包扎期,密切观察伤口敷料的渗血面积,若患者出现腿部伤口异常疼痛与肿胀、体温升高、负压引流管内分泌物增多等现象,应立即通知医生处理。嘱患者卧床休息,抬高患肢30°,促进血液回流,减轻局部肿胀,并给予局部理疗。1周后腿部切口缝合处周围组织肿胀消退。

（5）供区感觉运动功能观察:腓浅神经及腓肠神经不仅是支配小腿外侧肌群的运动神经,也是管理足背的主要感觉神经。术后密切观察患肢末梢血液循环,包括皮肤颜色、温度及感觉有无异常。注意患肢脚趾有无肿胀,甲床是否红润,感觉运动及足背动脉搏动情况。

（6）面瘫观察及跨面神经移植术术后护理：首要任务用静止及运动检查法严密观察患者面瘫的情况,患者术后3d内均有不同程度的面部肿胀,于术后第4d开始每日用House-Brackman（HB）分级法作为面神经功能恢复的疗效评定标准进行面瘫观察评定,术后第10d,多数病例面瘫与术前一致,也有术后加重,还有由术前Ⅲ级降为Ⅱ级。

（7）要注意面瘫康复训练,有利于神经的再生。口角歪斜者可按摩患侧面部,指导患者做张口、鼓腮、吹气等动作训练;眼睑闭合不全者,注意保护眼球,夜间红霉素眼膏涂眼睛,可使暴露的角膜与空气隔开,避免角膜污染和干燥;指导患者进行睁眼、闭眼动作训练和眼眶周围及上下睑软组织按摩,促进眼轮匝肌功能的康复。同时注意环境因素,避免光源刺激、用眼过度,注意眼的休息,如减少紫外线、电视、电脑等光源刺激。患者术后注意保暖,睡眠时勿靠近窗边,以免受风寒,不用冷水洗脸,避免上呼吸道感染。

（8）外伤性面瘫行面神经减压或移植术者,术中如发现听骨完好,术后半年可行听力重建术。

（9）用药指导：遵医嘱继续使用营养神经药物1~2个月。

（10）安全指导：全麻术后观察患者有无乏力、头晕等症状,指导患者首次下床时应渐进下床活动,防止因虚脱而摔倒,教会患者使用床旁呼叫系统,一旦出现憋气、头晕、心慌等症状时,应立即采取安全措施：手扶固定物体、及时卧床,并通知医护人员。老年人活动时应注意地面湿滑,防止摔倒。儿童患者注意不要随处跑动,以免碰伤;注意采取必要的安全防护措施,避免坠床跌倒的发生。告知患者活动时要注意安全,避免摔倒,妥善固定负压引流装置;患者若下肢肿胀、行动不便,鼓励患者早日下床活动,预防下肢血栓形成。

（11）口腔清洁指导：保持口腔清洁,预防伤口感染,观察有无皮下气肿或血肿,嘱患者进食后漱口,每次含漱2~3min。

【出院教育与康复指导】

1. 上呼吸道保护指导 患者注意保暖,多饮水,避免上呼吸道感染,促进伤口愈合。

2. 环境指导 环境应安静、舒适,保持温湿度适宜,注意通风,保持室内空气清新。

3. 饮食指导 恢复期应禁刺激性食物,选择富含维生素、蛋白质的饮食(如新鲜水果、蔬菜、鱼、瘦肉等),增强机体抵抗力,促进患者康复。部分患者术后出现吞咽、发音、咀嚼障碍,遵医嘱给予患者流质饮食,禁食坚硬难以消化的食物,必要时行鼻饲饮食。

4. 心理指导 疾病恢复期间保持良好的心理状态,避免紧张、激动等情绪。

5. 康复训练 面瘫康复:面肌运动训练、针灸及眼部按摩;口角歪斜,可每天按摩患侧面部,指导患者做张口、鼓腮、吹气等动作训练,用示指、拇指将口角拉向两侧做被动运动,以促进面神经的恢复。供区康复训练:每日按摩供区(小腿部),并做肌肉收缩运动,促进小腿部肌肉功能康复。

6. 保护眼部指导 患者进行睁闭眼动作训练和眼眶周围及上下睑组织按摩,促进眼轮匝肌功能的恢复。

7. 用药指导 对出院后需继续用药的患者,做好用药指导,告知其药物名称、使用方法、时间和注意事项。遵医嘱按时服用改善循环和营养神经药物,利于面瘫康复。

8. 活动指导 指导患者出院后适当参加体育锻炼,增强机体抵抗力。4~6周内应尽量避免重体力劳动及剧烈运动。

9. 复诊 告知患者术后按时复诊的重要性,以便医生了解手术创面恢复情况,医生可监测面神经恢复情况,并及时对症处理。一般出院2周后到门诊复诊,以后根据机体恢复情况遵医嘱随诊。期间如出现出血、疼痛加剧等不适应及时就诊。

八、耳源性颅内并发症

【适应证】

适用于慢性化脓性中耳炎引起的硬脑膜外脓肿、硬脑膜下脓肿、化脓性脑膜炎、耳源性脑脓肿及乙状窦血栓性静脉炎等。

【围术期健康教育与康复指导】

1. 术前教育

（1）疾病教育：对患者及其家属进行宣教，包括疾病病因、临床表现、治疗原则、预后、预防等。

（2）术前检查：告知患者术前准备所需的常规检查及专科检查，如血尿常规、生化全项、APTT+PT、HBsAg、HIV、HCV、梅毒抗体、心电图、胸部X线、颞骨CT、头颅MRI等检查。向患者及家属讲解术前检查的目的、方法，积极协助其完成各项检查。

（3）病情观察指导：了解患者是否头痛、头晕，观察生命体征以及神志情况，告知患者及家属防止跌倒坠床等意外发生的防范措施。准确、有效地评估患者病情，及时与医生沟通。

（4）用药指导：向患者及家属讲解药物的简单药理作用、注意事项。

（5）出入量指导：保证出入量平衡，对于高热患者，应嘱患者多饮水，保证机体需要，同时准确记录出入量。

（6）探视指导：告知家属为了避免交叉感染，应减少探视人员，同时定期开窗通风，保持床单位清洁，周围环境整洁。

（7）术前准备：术前遵医嘱备全头。告知患者全身麻醉前需做好的各项准备，禁食水6~8h，做好胃肠道准备；告知患者沐浴、剪指（趾）甲，保持全身清洁；检查患者指（趾）甲，如有指甲油等应协助清除，以免影响术中血氧饱和度的监测；男性患者剃净胡须，女性患者勿化妆、佩戴饰物，头部不要戴发卡等硬物；向患者讲解术前准备注意事项、目的。

（8）术晨准备：告知患者手术日早晨排空大小便；禁饮禁食；

病号服需贴身穿着；取下义齿及隐形眼镜，将首饰及贵重物品交予家属妥善保管，不能取下的手镯等告知医生和手术室交接人员；将病历、影像学资料带入手术室；有特殊病情患者需告知其做好相应准备，如哮喘患者备好哮喘喷雾剂，高血压患者提前服药，糖尿病患者停用降糖药物等，与手术室人员进行患者、药物、核对后，送入手术室。为患者配戴手术核查腕带，检查患者腕带信息是否清楚，准确，齐全，以便术中进行患者身份识别。

（9）睡眠指导：指导患者术前晚按时入睡，保证充足的睡眠，如果不能入睡可以告知护士，遵医嘱用药助眠。

（10）手术指导：向患者介绍手术室环境、麻醉方式、留置尿管的原因以及流程，并向患者讲解术后可能出现的不适及需要的医疗处置；使患者有充分的心理准备，解除顾虑，消除紧张情绪。

（11）心理护理：患者术前紧张、焦虑，了解患者的心理活动，与患者沟通并告知各种检查的注意事项，给予心理安抚。

2. 术后教育

（1）体位指导：告知患者术后采取正确体位，全麻术后2~4h内，采取去枕平卧，避免呕吐物误吸入呼吸道发生窒息。

（2）饮食指导：告知患者术后4h可饮少量温水，如无呛咳、恶心等不适，可适当进温凉半流食或易消化软食，勿食用刺激性及过硬、过热食物。有基础疾病的患者需根据具体情况遵医嘱进行针对性饮食指导。

（3）伤口引流护理：告知患者不要牵拉引流管、自行倾倒引流瓶。脑室引流患者避免引流管受压，避免污染。

（4）口腔清洁：告知患者三餐后漱口，保持口腔清洁，预防口腔感染。

（5）用药指导：术后需给予患者降颅压、抗炎、抗水肿等药物治疗以降低颅内压、预防脑水肿，以及营养神经等对症治疗，向患者讲解药物作用及注意事项，并观察用药后反应。

（6）预防感染指导：指导患者保持耳部敷料清洁，避免耳部滴药,防止逆行感染;注意保暖,避免上呼吸道感染;减少探视,保持环境整洁,避免交叉感染。

（7）安全指导:参见第四章第一节第二部分"鼓室成形术"术后教育中"安全指导"。

（8）排便指导:指导患者如何保持大便通畅,切勿用力排便,以免出现颅内压增高。如排便困难时,可遵医嘱给予通便药物,做好用药指导。

【出院教育与康复指导】

1. 观察有无脑脊液漏　指导患者观察耳鼻伤口或鼻腔内有无无色透明液体流出,监测体温。嘱患者观察平卧时有无液体流至咽部,以及夜间有无异常呛咳。保持大便通畅,预防便秘,避免用力。出现异常及时就诊。

2. 复诊　告知患者术后按时复诊的重要性,根据疾病恢复情况遵医嘱随诊。期间如出现发热、耳漏、头痛、面瘫加重等不适应及时就诊。

3. 上呼吸道保护指导　告知患者预防感冒,注意保暖,房间内定期通风,保持周围环境整洁。

4. 饮食指导　恢复期应避免食用坚硬类食物,多食用富含纤维、蛋白质的食物,增强机体抵抗力,促进患者康复。

5. 心理指导　疾病恢复期间保持良好的心理状态,避免紧张、激动等情绪,以有利于疾病康复。

6. 注意事项　禁止挖耳,勿让不洁液体及物体进入外耳道,防止逆行感染。

九、骨锚式助听器植入术

【手术适应证】

适用于双侧传导性或混合性耳聋、单侧传导性耳聋患者或混合性耳聋、单侧感音神经性耳聋、伴中度智力缺陷的传导性或混合性耳聋、耳鸣。

【围术期健康教育与康复指导】

1. 术前教育　参见耳科手术一般术前健康教育。

2. 术后教育

（1）体位指导：告知患者术后采取正确体位，全麻术后2~4h内，去枕平卧，避免呕吐物误吸入呼吸道发生窒息。

（2）饮食指导：告知患者术后4h可饮少量温水，如无呛咳、恶心等不适，可适当进温度合适的半流食或易消化软食，勿食用刺激性及过热、过硬食物。对术后眩晕的患者，术后4h后可少食多餐，因进食量不足而影响康复时，可补液进行营养治疗；有基础疾病的患者需根据具体情况进行针对性饮食指导。

（3）病情观察指导：告知患者术后伤口加压包扎目的是止血、固定作用，适应过程需要2~4d，如果头部包扎过紧，引起头痛或有加重趋势，或者伤口敷料松散均应及时告知医护人员处理；特别注意观察助听器钛螺钉周围皮肤情况，伤口感染会引发皮瓣坏死，因此，必须保持伤口敷料清洁、干燥，预防感染的发生；术后注意观察皮瓣颜色、质地、温度及周围有无渗出，判断皮瓣成活情况。

（4）用药指导：手术后遵医嘱给予患者抗炎、抗水肿等药物治疗，向患者讲解药物名称、用药目的、使用方法及相关注意事项。

（5）安全指导：参见第四章第一节第二部分"鼓室成形术"术后教育中"安全指导"。

【出院教育与康复指导】

1. 上呼吸道保护指导　指导患者注意保暖，多饮水，避免上呼吸道感染，以免影响伤口愈合。

2. 用药指导　对出院后需继续用药的患者，做好院外用药的指导，告知其药物名称、使用方法、时间和注意事项。告知患者遵医嘱正确使用药物的重要性，按时用药，不得随意停药、加量或减量，需院外行雾化吸入治疗的患者，做好雾化器使用的指导。

3. 活动指导　　指导患者出院后适当参加体育锻炼,增强机体抵抗力。4~6周内应尽量避免重体力劳动及剧烈活动。

4. 环境指导　　环境应安静、舒适,保持温湿度适宜,注意通风,保持室内空气清新。

5. 心理指导　　疾病恢复期间保持良好的心理状态,避免紧张、激动等情绪,以有利于疾病康复。

6. 防止植入体移位、脱落或丢失　　植入体丢失是佩戴BAHA后最严重的并发症,发生率为3.4%~10.0%。局部严重炎症反应、局部外伤、提前佩戴声音处理器使桥基负重过早以及桥基周围组织过度增生等都可能导致植入体移位、脱落甚至丢失。因此,术后密切观察伤口及桥基周围皮肤情况,以便及早发现炎症并处理;局部皮肤感染是佩戴BAHA后较常见的并发症,常发生于植入体周围,即钛螺钉位置,表现为桥基周围皮肤红肿、潮湿、触痛等,主要是植入体引起的炎症反应。出现上述情况及时报告医生,积极对症处理。

7. 术后复诊及随访　　一般为术后3个月,来院佩戴BAHA外部部件,并进行助听器开机调试,如患者自觉听觉功能出现异常或出现耳鸣时,应及时报告医生。

8. 出院健康指导　　患者BAHA植入术成功后,助听器钛螺钉周围皮肤的保护以及3个月后助听器的调试也是判断手术是否成功的关键,医护人员一定进行专业指导。指导患者出院后避免头部受外力损伤并进行BAHA外植部件系统保养,就如何避免潮湿、淋雨、防止、静电、粗暴操作等进行指导。注意正确及时更换BAHA电池。指导患者如何进行钛螺钉周围皮肤的保护,钛螺钉周围皮肤在洗澡、洗头、夏天汗多时,要保持钛螺钉周围皮肤干燥。钛螺钉周围有异物积累时,用软毛刷及时清理。如果发现桥基周围有炎症反应时,应立即就医。避免对手术局部剧烈撞击或挤压,以防钛螺钉移位。

9. 行放射检查时注意事项指导　　BAHA为纯钛质植入体,

扫描时由后方发射射线,89%的射线被钛质植入体阻挡,仅有11%可透过植入体。这种程度的散射效应基本不会影响CT的质量,也不会影响MRI的质量。但应注意的是,其他外带附件,如声音处理器,则须暂时摘掉。

第二节 鼻科健康教育与康复指导

一、鼻内镜手术一般健康教育与康复指导

【手术适应证】

适用于鼻息肉、鼻腔及鼻窦肿瘤等各种鼻部良恶性肿物的切除,亦可用于鼻中隔偏曲的矫正手术、鼻骨折的复位手术及鼻出血的止血探查等。

【围术期健康教育与康复指导】

1. 术前健康教育

(1)疾病教育:对患者及其家属进行宣教,包括疾病病因、临床表现、治疗原则、预后、预防等。

(2)术前检查:告知患者术前准备所需的常规检查及专科检查,如血、尿常规,生化全项,凝血,免疫八项,心电图,胸部X线,鼻内镜,鼻窦CT,鼻窦磁共振等。向患者及家属讲解术前检查的目的、方法,积极协助其完成各项检查。

(3)饮食指导:根据患者的进食及身体状况,有针对性地对患者进行个性化教育,以清淡易消化、温凉软食为主,避免进食刺激性食物,禁烟酒。注意饮食卫生,以免出现腹泻、腹胀等不适而影响手术。

(4)用药指导:术前遵医嘱应用滴鼻、喷鼻药物,目的是减轻鼻充血、收缩鼻血管。向患者讲解用药的名称、目的、使用方法、副作用及相关注意事项。

(5)术前准备:告知患者全身麻醉前需做好的各项准备,禁

食水6~8h；备皮，剃净鼻毛；告知患者沐浴、剪指（趾）甲，保持全身清洁；检查患者指（趾）甲，如有指甲油等应协助清除，以免影响术中血氧饱和度的监测；男性患者剃净胡须，女性患者勿化妆、佩戴饰物，头部不要戴发卡等硬物；向患者讲解术前各准备事项的目的。

（6）术晨准备：告知患者手术日早晨排空大小便；禁饮禁食；病号服需贴身穿着；取下义齿及隐形眼镜，将首饰及贵重物品交予家属妥善保管，不能取下的手镯等告知医生和手术室交接人员；将病历、影像学资料带入手术室；有特殊病情患者需告知其做好相应准备，如哮喘患者备好哮喘喷雾剂，高血压患者提前服药，糖尿病患者禁用降糖药物等，与手术室人员进行患者、药物核对后，送入手术室。为患者配戴手术核查腕带，检查患者腕带信息是否清楚，准确，齐全，以便术中进行患者身份识别。

（7）睡眠指导：指导患者术前晚按时入睡，保证充足的睡眠，如果不能入睡可以告知护士，遵医嘱用药助眠。

（8）手术指导：向患者介绍手术名称及简单过程、麻醉方式，并向患者讲解术后可能出现的不适，使患者有充分的心理准备，解除顾虑，消除紧张情绪。

2. 术后健康教育

（1）体位指导：告知患者全麻术后2~4h内，采取去枕平卧位，避免呕吐物误吸入呼吸道发生窒息，患者完全清醒后可抬高床头有利于鼻腔分泌物的流出。

（2）饮食指导：告知患者术后4h可饮少量温水，如无呛咳、恶心等不适，可适当进温凉半流食或易消化软食，勿食用刺激性及过硬、过热食物。有基础疾病的患者需根据具体医嘱进行针对性饮食指导。

（3）出血的观察：告知患者术后可能出现鼻腔渗血现象，避免患者紧张；平卧时有鼻腔渗血流进口内，嘱患者应及时吐出;坐位时让鼻腔渗血自然流出,若有鲜血不断滴出等异常现象时,应及时通知医护人员进行处理。

（4）鼻腔填塞:告知患者鼻腔填塞的目的、必要性、可能带来的不适、持续的时间等,以减轻焦虑情绪。鼻腔填塞于24~48h后抽取。期间勿随意触摸和拉扯,勿用力咳嗽、打喷嚏、擤鼻等,以免填塞物松动脱出引起出血。打喷嚏时嘱患者用手指捏住鼻翼,张口将喷嚏打出,防止气流压力过大将鼻腔填塞物喷出或移位。患者打喷嚏频繁时,护士要向医生汇报,必要时药物处理。

（5）疼痛管理:鼻腔填塞患者术后可能出现鼻部、额部胀痛或闷痛,需告知患者疼痛的原因、可能持续的时间,以增加其疼痛耐受力。可遵医嘱予适当药物止痛或冷敷局部以减轻疼痛症状。

（6）用药指导:术后需遵医嘱给予患者抗炎药物静脉输液,予滴鼻、喷鼻药物以收缩鼻血管、湿润鼻腔、抗过敏、减轻鼻塞症状,向患者讲解药物名称、用药目的、使用方法及相关注意事项。

（7）安全指导:参见第四章第一节第二部分"鼓室成形术"术后教育中"安全指导"。

【出院教育与康复指导】

1. 预防感染　指导患者注意保暖,防止感冒,遵医嘱服用抗生素。

2. 饮食指导　恢复期应禁烟禁酒、禁刺激性食物,选择富含维生素、蛋白质的饮食(如新鲜水果、蔬菜、鱼、瘦肉),增强机体抵抗力,促进患者康复。

3. 用药指导　对出院后需继续用药的患者,做好院外用药的指导,告知其药物名称、使用方法、时间和注意事项。告知患者遵医嘱正确使用药物的重要性,按时用药,需院外行滴鼻、喷鼻、鼻腔冲洗的患者,需做好相关用药指导。

4. 活动指导　指导患者出院后适当参加体育锻炼,增强机体抵抗力。4~6周内应尽量避免重体力劳动及剧烈活动。

5. 环境指导　环境应安静、舒适,保持温湿度适宜,注意通风,保持室内空气清新。避免花粉等变应原,环境中粉尘较多时应减少出门,戴口罩。

6. 复诊　告知患者术后按时复诊的重要性,以便医生了解手术创面恢复情况,并及时对症进行处置。一般于出院2周后到门诊复诊,以后根据机体恢复情况遵医嘱随诊。期间如出现出血、鼻腔清水样渗液流出等情况及时就诊。

7. 心理指导　疾病恢复期间保持良好的心理状态,避免紧张、激动等情绪,以有利于疾病康复。

二、鼻出血

【手术适应证】

小量的鼻出血大多可自行停止、不治而愈,大量的鼻出血通常呈流水状,不易控制,如行鼻腔、鼻后孔填塞,填塞效果不佳者行急诊鼻内镜下止血术、血管栓塞或者结扎术。

【围术期健康教育与健康指导】

1. 术前健康宣教

(1)疾病教育: 对患者及其家属进行宣教,包括疾病病因、临床表现、治疗原则、预后、预防等。

(2)术前检查: 告知患者术前准备所需的常规检查及专科检查,如血、尿常规,生化全项、免疫三项、乙肝五项、凝血三项,心电图,胸部X线、鼻内镜等检查。向患者及家属讲解术前检查的目的、方法,积极协助其完成各项检查。

(3)心理护理: 安慰患者,讲解不良情绪会导致血压升高,诱发或加重鼻腔出血,使患者镇静、减轻恐惧感,主动介绍鼻出血的常见止血方法、止血时的配合、止血后的用药,使患者及家属了解治疗过程,缓解紧张情绪,积极配合治疗及护理。

(4)饮食指导: 进食温凉的流质或半流质,少食多餐,增加液体摄入量,多食蔬菜、水果及粗纤维食物,保持大便通畅;如有贫血,鼓励多食用猪肝、菠菜等含铁食物;注意保持口腔清洁,餐前、餐后漱口。

(5)用药指导:术前应用止血药,目的是止血,行抗生素皮试,遵医嘱使用抗生素等药物,告知患者用药的名称、目的、使用方法、副作用及相关注意事项。

(6)术前准备:告知患者全身麻醉术前需要做好的各项准备,禁食水6~8h;备皮,剃净鼻毛;告知患者沐浴、剪指(趾)甲,保持全身清洁;检查患者指(趾)甲,如有指甲油等应协助清除,以免影响术中血氧饱和度的监测;男性患者剃净胡须,女性患者勿化妆、佩戴饰物,头部不要戴发卡等硬物;向患者讲解术前各项准备事项的目的。

(7)术晨准备:告知患者手术日早晨排空大小便;禁饮禁食;病号服需贴身穿着;取下义齿及隐形眼镜,将首饰及贵重物品交予家属妥善保管,不能取下的手镯等告知医生和手术室交接人员;将病历、影像学资料带入手术室;有特殊病情患者需告知其做好相应准备,如哮喘患者备好哮喘喷雾剂,高血压患者提前服药,糖尿病患者停用降糖药物等,与手术室人员进行患者、药物核对后,送入手术室。为患者配戴手术核查腕带,检查患者腕带信息是否清楚,准确,齐全,以便术中进行患者身份识别。

(8)睡眠指导:指导患者术前晚按时入睡,保证充足的睡眠,如果不能入睡可以告知护士,遵医嘱用药助眠。

(9)手术指导:向患者介绍手术名称及简单过程、麻醉方式,并向患者讲解术后可能出现的不适及需要的医疗处置,使患者有充分的心理准备,解除顾虑,消除紧张情绪,增强信心,促进患者术后康复。

2. 术后健康宣教

(1)体位指导:告知患者术后采取正确体位,全麻术后2~4h内,采取平卧,避免呕吐物误吸入呼吸道发生窒息,患者完全清醒后可抬高床头有利于鼻腔分泌物的流出。

（2）饮食指导：告知患者术后4h可饮少量温水，如无呛咳、恶心等不适，可适当进食温凉半流食，应进食清淡、营养丰富、易消化的食物，忌食刺激性、烟酒及坚硬的食物。

（3）病情观察指导：告知患者术后将口腔分泌物吐出，若有咯血、鲜血从鼻腔流出等异常现象时，应及时通知医护人员进行处理。

（4）习惯与活动指导：养成良好的生活习惯，避免重体力劳动，不熬夜，注意劳逸结合，勿过度劳累，纠正挖鼻、用力擤鼻的不良习惯。

（5）用药指导：术后需遵医嘱给予患者抗炎、止血等药物治疗，向患者讲解用药名称、目的、使用方法及相关注意事项。

（6）安全指导：参见第四章第一节第二部分"鼓室成形术"术后教育中"安全指导"。

【出院教育与康复指导】

1. 上呼吸道保护指导　指导患者注意保暖，多饮水，避免上呼吸道感染，以免影响伤口愈合。

2. 饮食指导　养成良好的饮食习惯，进食清淡、营养丰富、易消化的食物，恢复期禁烟酒、禁刺激性的食物，选择富含维生素、蛋白质的饮食（如新鲜的水果、蔬菜、鱼、瘦肉），增强机体抵抗力，促进患者康复。

3. 用药指导　对出院后需要继续用药的患者，做好院外用药的指导，告知其药物的名称、使用方法、时间和注意事项，告知患者遵医嘱正确使用药物的重要性，按时用药，不得随意停药、加量或减量，正确使用滴鼻剂。

4. 活动指导　指导患者出院后应适当参加体育锻炼，增加机体抵抗力，4~6周内避免重体力劳动及剧烈活动。

5. 环境指导　环境应安静、舒适，保持温湿度适宜，注意通风，保持室内空气清新，冬季外出时可戴口罩保护，避免冷空气的刺激。

6. 复诊 告知患者术后按时复诊的重要性,一般出院1周后到门诊复诊,掌握少量鼻出血的止血方法:用手紧捏两侧鼻翼15~30min,头轻轻后仰,勿低头用力,用湿毛巾冷敷后颈部及鼻额部,及时吐出口中分泌物,反复出现或出血量增多,应及时到医院就诊。

7. 心理指导 疾病恢复期保持良好的心态,避免激动、易怒,有利于患者康复。

三、鼻内镜下颅底肿瘤(垂体瘤)切除术

【手术适应证】

适应于鼻内镜下单鼻孔蝶窦入路各类型垂体微腺瘤、各类型的垂体大腺瘤、巨腺瘤,垂体瘤鞍上或鞍后上伸展切除。

【围术期健康教育与康复指导】

1. 术前健康教育 参见鼻内镜手术一般术前健康教育。

2. 术后健康教育

(1)术后常规护理:密切观察患者生命体征,与患者经常沟通,观察并询问其是否腹痛、腹胀、呕血等症状,观察其脉搏以及血压。如果患者在术后再次出现出血的状况,首先要稳定患者的情绪,其次要为其营造一个舒适、安静的休息环境,在饮食方面应该尽量使用流食或半流食,而且要食用温和无刺激的食物。消化道出血可以采用静脉滴注止血药,同时口服冰盐水和凝血酶。若患者发生切口感染,给予富含蛋白质和高热量的食物,并密切观察及护理伤口。

(2)术后并发症护理

1)尿崩症:患者手术后尿量>250ml/h,持续1~2h,排除脱水剂、高氮质血症,尿比重在1.000~1.005,即可初步诊断尿崩症。一般可分为4型:Ⅰ型为暂时型,在术后24~72h发生,一般持续1~7d恢复;Ⅱ型为三相型,在术后24~48h发生,持续1~7d后

转为正常,数天后又发生永久性尿崩症;Ⅲ型为部分尿崩症,术后24~72h发生,数天后好转,但未能恢复到正常;Ⅳ型为持续性尿崩症,术后24~72h发生,且为永久性。术后准确记录患者每小时出入量,若尿量>200ml/h,应引起重视;若尿量>400ml或持续2h尿量>200ml/h,及时通知医生。

2)意识障碍:密切观察患者意识改变、表情与姿势,并通过语言刺激或疼痛刺激,压迫眶上神经或用手捏胸大肌外侧缘观察患者的反应。在术后5~8h,患者都出现不同程度的意识变化,对症治疗后意识恢复正常。

3)脑脊液鼻漏:术后观察鼻腔敷料渗出情况,如出现鼻腔流出血性液体或呈现无色透明液体,立即嘱患者平卧,枕上垫无菌巾,头部抬高15°~30°。严密观察伤口渗血及渗液情况,禁止患者自行拔除鼻腔填塞纱布,做好患者健康宣教。拔出后禁止掏挖鼻腔、用力咳嗽、打喷嚏等致鼻腔压力增高的动作,以免诱发脑脊液漏。保持大便通畅,避免用力排便。严格限制探视,减少外源性感染的因素。

4)盐耗综合征:垂体瘤手术,特别是巨大垂体瘤手术,往往对神经-内分泌调节产生干扰,引起脑性盐耗综合征,其本质是细胞外液减少、血容量不足的情况下,肾脏仍继续排钠。应严密监测尿量、尿比重及记录24h出入量,密切观察血钠变化。血钠108~128mmol/L,尿钠88~390mmol/24h,确诊为盐耗综合征。应予补钠治疗的同时严格每日液体摄入量,可口服适量饮水,需静脉补液者严格控制液量,每天<1500ml,若尿量逐渐减少或接近正常时,可放宽饮水限制。

5)低钠血症:低钠血症是垂体瘤术后常见并发症之一。低钠血症是指血清钠<135mmol/L。血钠不低于125mmol/L,不必补充钠盐;轻度低钠血者,口服食盐>10g/d;有症状为中度缺钠,静脉输入高盐液体,150ml/d,血钠接近正常后即可停用;加强营养,鼓励多食高热量、高蛋白、高维生素、偏咸的食物;呕吐频繁者,按医嘱给予镇吐治疗。

【出院教育与康复指导】

避免感冒,适当休息,避免重体力劳动和剧烈运动; 近期禁止用力擤鼻涕、用力咳嗽、打喷嚏,以免发生脑脊液鼻漏。继续观察尿量,定期检查尿比重。出院后定期复查激素水平,直至恢复正常。出院后如出现精神差、头痛、呕吐、多饮多尿症状时,应立即就医。

四、鼻咽纤维血管瘤切除术

【手术适应证】

适用于鼻咽血管瘤切除、鼻咽部良性肿瘤切除术,多在鼻内镜下进行,根据肿瘤的范围和部位采取不同的手术路径。

【围术期健康教育与康复指导】

1. 术前健康教育 参见鼻内镜手术一般术前健康教育。

2. 术后健康教育

(1)体位指导: 告知患者全麻术后2~4h内,采取去枕平卧位,避免呕吐物误吸入呼吸道发生窒息,患者完全清醒后可抬高床头有利于鼻腔分泌物的流出。

(2)饮食指导: 告知患者术后4h可饮少量温水,如无呛咳、恶心等不适,可适当进温凉半流食或易消化软食,勿食用刺激性及过硬、过热食物。根据患者的营养指标及基础疾病进行有针对性的饮食指导。

(3)出血的观察: 告知患者术后可能出现鼻腔渗血现象,避免患者紧张; 平卧时有鼻腔渗血流进口内,嘱患者应及时吐出; 坐位时让鼻腔渗血自然流出,若有鲜血不断滴出等异常现象时,应及时通知医护人员进行处理。

(4)鼻腔填塞: 告知患者鼻腔填塞的目的、必要性、可能带来的不适、持续的时间等,以减轻焦虑情绪。鼻腔填塞期间勿随意触摸和拉扯,勿用力咳嗽、打喷嚏、擤鼻等,以免填塞物松动、脱出引起出血。打喷嚏时嘱患者用手指捏住鼻翼,张口将喷嚏打出,防止气流压力过大将鼻腔填塞物喷出或移位。患者打喷嚏频繁时,护士要向医生汇报,必要时药物处理。前后鼻孔填塞的患者应观察患者的呼吸、血氧饱和度,检查后鼻孔填塞物的丝线是否牢固,防止坠落引起窒息。

(5)疼痛管理:鼻腔填塞患者术后可能出现鼻部、额部胀痛或闷痛,需告知患者疼痛的原因、可能持续的时间,以增加其疼痛耐受力。可遵医嘱予适当药物止痛或冷敷局部以减轻疼痛症状。

(6)用药指导:术后需遵医嘱给予患者抗炎药物静脉输液,予滴鼻、喷鼻药物以收缩鼻血管、湿润鼻腔、减轻鼻塞症状,向患者讲解药物名称、用药目的、使用方法及相关注意事项。

(7)安全指导:参见第四章第一节第二部分"鼓室成形术"术后教育中"安全指导"。

【出院教育与康复指导】

1. 预防感染　指导患者注意保暖,防止感冒,遵医嘱服用抗生素。

2. 饮食指导　恢复期应禁烟禁酒、禁刺激性食物,选择富含维生素、蛋白质的饮食(如新鲜水果、蔬菜、鱼、瘦肉),增强机体抵抗力,促进患者康复。

3. 用药指导　对出院后需继续用药的患者,告知其药物名称、使用方法、时间和注意事项。告知患者遵医嘱正确使用药物的重要性,按时用药,需院外行滴鼻、喷鼻的患者,需做好相关用药指导。

4. 活动指导　指导患者出院后避免重体力劳动和剧烈运动。

5. 环境指导　环境应安静、舒适,保持温湿度适宜,注意通风,保持室内空气清新。

6. 复诊　告知患者术后按时复诊的重要性,以便医生了解手术创面恢复情况,并及时对症进行处置。一般于出院2周后到门诊复诊,以后根据疾病恢复情况遵医嘱随诊。期间如出现再次出血需及时就诊。

7. 心理指导 疾病恢复期间保持良好的心理状态,避免紧张、激动等情绪,以有利于疾病康复。

五、经鼻脑脊液鼻漏修补术

【手术适应证】

适用于创伤性和非创伤性(或自发性)脑脊液鼻漏。

【围术期健康教育与康复指导】

1. 术前健康教育

(1)疾病教育:脑脊液经颅前窝底、颅中窝底或其他部位的先天性或外伤性骨质缺损、破裂处或变薄处流入鼻腔,称之为脑脊液鼻漏。表现为间歇性或持续性,清亮、单侧。在低头、用力压迫双侧颈静脉时量增多。非手术治疗2~4周无效采取手术治疗。

(2)术前检查:脑脊液生化和常规检查,指导患者将鼻腔漏出液流至无菌小瓶中,如鼻腔渗出液过少,可指导患者暂时取低头位,并压迫颈静脉,使鼻腔渗出液增多,以便采集脑脊液。检查确定漏出液的性质,脑脊液糖含量>30mg/100ml即可确诊。血、尿常规,生化全项,APTT+PT,抗体三项,心电图,胸部X线,CT,鼻内镜等检查。向患者及家属讲解术前检查的目的、方法,积极协助其完成各项检查。

(3)饮食指导:指导患者调整饮食结构,正确摄入饮食。以清淡易消化、温凉软食为主,避免进食刺激性食物。指导患者适当限制饮水,每日饮水量控制在1000ml以内。适当摄入高纤维食物,多吃蔬菜水果,保持大便通畅,防止便秘引起颅内压增高。

(4)用药指导:术前使用抗生素,遵医嘱行抗生素皮肤过敏试验,使用可以通过血脑屏障的药物,以控制颅内感染。

（5）术前准备:告知患者全身麻醉前需做好的各项准备,禁食水6~8h;剃净鼻毛,根据取筋膜的位置不同,做好相应部位的皮肤准备;告知患者沐浴、剪指(趾)甲,保持全身清洁;检查患者指(趾)甲,如有指甲油等应协助清除,以免影响术中血氧饱和度的监测;男性患者剃净胡须,女性患者勿化妆、佩戴饰物,头部不要戴发卡等硬物;向患者讲解术前各准备事项的目的。协助患者取半卧位,床头抬高30°。减少脑脊液从鼻腔内流出,可以防止逆行感染。

（6）睡眠指导:指导患者术前晚按时入睡,保证充足的睡眠,如果不能入睡可以告知护士,遵医嘱用药助眠。

（7）术晨准备:告知患者手术日早晨排空大小便;禁饮禁食;病号服需贴身穿着;取下义齿及隐形眼镜,将首饰及贵重物品交予家属妥善保管,不能取下的手镯等告知医生和手术室交接人员;将病历、影像学资料带入手术室;有特殊病情患者需告知其做好相应准备,如哮喘患者备好哮喘喷雾剂,高血压患者提前服药,糖尿病患者禁用降糖药物等,与手术室人员进行患者、药物核对后,送入手术室。为患者配戴手术核查腕带,检查患者腕带信息是否清楚,准确,齐全,以便术中进行患者身份识别。

（8）手术指导:向患者介绍手术名称及简单过程、麻醉方式,并向患者讲解术后可能出现的不适及需要的医疗处置;使患者有充分的心理准备,解除顾虑,消除紧张情绪,增强信心,促进患者术后康复。

2. 术后健康教育

（1）体位指导:告知患者全麻术后2~4h内采取去枕平卧,避免呕吐物误吸入气道发生窒息,清醒后抬高床头20°~30°。可以在床上轻微活动,协助患者在床上进餐及大小便。防止剧烈咳嗽、打喷嚏,勿挖鼻、擤鼻,保持大便通畅。术后7d开始下地活动,逐渐增加活动量。

（2）饮食指导：告知患者术后4小时可饮少量温水30~50ml，无不适，可进流质饮食，限制饮水量。术后一日开始进食半流质逐步过渡到普食，要清淡、低盐、营养丰富的粗纤维食物，忌食刺激性食物，避免过度咀嚼。

（3）用药指导：术后需遵医嘱给予患者抗炎、抗水肿等药物雾化吸入治疗，以收缩肿胀黏膜、抗炎、消肿、湿润呼吸道、减轻伤口疼痛、促进呼吸道内的分泌物排出等，向患者讲解药物名称、用药目的、使用方法及相关注意事项。

（4）安全指导：全麻术后持续卧床7~10d，指导患者首次下床时应渐进下床活动，防止因虚脱而摔倒，教会患者使用床旁呼叫系统，一旦出现憋气、头晕、心慌等症状时，应立即采取安全措施：手扶固定物体、及时卧床，并通知医务人员。老年人活动时应注意地面湿滑，防止摔倒。儿童患者注意不要随处跑动，以免碰伤；注意采取必要的安全防护措施，避免坠床跌倒的发生。

【出院教育与康复指导】

1. 上呼吸道保护指导　指导患者注意保暖，多饮水，避免上呼吸道感染，以免影响伤口愈合。

2. 饮食指导　指导患者正确饮食，保持大便通畅，进食营养均衡、易消化食物，忌食用刺激性及过硬、过热食物，忌烟酒、忌饮水过多。

3. 活动指导　患者出院后适当参加体育锻炼，增强机体抵抗力。术后半年内避免重体力劳动，避免过度低头弯腰等动作。

4. 环境指导　环境应安静、舒适，保持温湿度适宜，注意通风，保持室内空气清新。

5. 复诊　告知患者术后按时复诊的重要性，指导患者按时复诊，避免脑脊液鼻漏复发。指导患者注意保暖，避免感冒、咳嗽、打喷嚏、勿挖鼻、擤鼻等。注意平卧时有无咸味清水样液体经口咽或鼻部流出，如有异常及时来医院就诊。术后按时复诊，以便医生了解手术创面恢复情况，并及时对术腔进行处置。

一般于出院1周后到门诊复诊,以后根据疾病恢复情况遵医嘱随诊。

6. 心理指导 疾病恢复期间保持良好的心理状态,避免紧张、激动等情绪,以有利于疾病康复。

六、鼻内镜下脑膜脑膨出切除术

【手术适应证】

鼻内镜经鼻入路修补脑膜脑膨出的手术与传统手术相比,具有手术视野清晰、方法简单、风险小、术后并发症少、不受年龄限制等优势,适用于鼻内型脑膜脑膨出。

【围术期健康教育与康复指导】

1. 术前健康教育

(1)疾病教育:先天性鼻脑膜脑膨出是由于胚胎发育期因神经管闭和不全出现颅裂,脑膜或脑膜脑组织经此裂突出于鼻腔或鼻咽部。脑膜脑膨出大多表现为头颅中线的肿块,临床容易发现和诊断;但突向鼻腔或鼻咽部形成鼻腔或鼻咽部肿块的脑膜脑膨出临床表现隐匿,很容易被忽视而造成误诊,处理不当会产生严重的后果。

(2)术前检查:告知患者术前准备所需的常规检查及专科检查,如通过冠状位鼻窦CT和MRI可了解颅底骨缺损的部位及大小,术前常规做血生化、常规、凝血和肝功5项、胸片、心电图、尿常规等,向患者及家属讲解术前检查的目的、方法,积极协助其完成各项检查。

(3)饮食指导:根据患者的进食及身体状况,有针对性地对患者进行个性化教育,注意饮食卫生,以免发生腹泻、腹胀等而影响手术。给予营养丰富、易消化食物。

(4)用药指导:纠正贫血、水电解质紊乱、高血压、糖尿病等基础病,遵医嘱补液,告知用药目的、注意事项、不良反应等。

(5)口腔卫生指导:告知保持口腔清洁,早晚刷牙,饭后漱口。

（6）保持大便通畅指导：防止便秘,有便秘者遵医嘱给予缓泻剂。

（7）抑制打喷嚏的方法指导：告知患者想咳嗽打喷嚏时,用舌尖上翘抵住硬腭或张口深呼吸,以抑制之。

（8）术前准备：告知患者全身麻醉前需做好的各项准备,向患者讲解术前各准备事项的目的。术前一日：抗生素皮试、检查鼻腔、剪鼻毛、大腿备皮。告知患者沐浴、剪指（趾）甲,保持全身清洁；检查患者指（趾）甲,如有指甲油等应协助清除,以免影响术中血氧饱和度的监测；男性患者剃净胡须,女性患者勿化妆、佩戴饰物,头部不要戴发卡等硬物；术前一日晚10点嘱患者禁食、禁水。

（9）术晨准备：告知患者手术日早晨排空大小便；禁饮禁食；病号服需贴身穿着；取下义齿及隐形眼镜,将首饰及贵重物品交予家属妥善保管,不能取下的手镯等告知医生和手术室交接人员；将病历、影像学资料带入手术室；有特殊病情患者需告知其做好相应准备,如哮喘患者备好哮喘喷雾剂,高血压患者提前服药,糖尿病患者禁用降糖药物等,与手术室人员进行患者、药物核对后,送入手术室。为患者配戴手术核查腕带,检查患者腕带信息是否清楚,准确,齐全,以便术中进行患者身份识别。

（10）手术指导：向患者介绍手术名称及简单过程、麻醉方式,并向患者讲解术后可能出现的不适及需要的医疗处置；使患者有充分的心理准备,解除顾虑,消除紧张情绪,增强信心,促进患者术后康复。

2. 术后健康教育

（1）体位指导：全麻清醒前去枕平卧6h,头偏向一侧,防止呕吐引起窒息,禁食6h；全麻清醒后可逐步抬高床头至半卧位。

（2）饮食指导：全麻术后4~6h可进流食,以后遵循半流食、软食逐步过渡至普食；进食量患者自定,少量多餐；饮食要清淡、营养丰富、富含膳食纤维、温冷,忌食用刺激性及过硬、过热食物;避免过度咀嚼。

（3）病情观察指导:保持鼻腔引流通畅,避免堵塞鼻腔;保持半卧位,利于鼻腔分泌物的引流;告知患者鼻腔填塞的重要性,切勿自行拔出,叮嘱患者不要用力咳嗽或打喷嚏,避免引起鼻腔活动性出血,避免鼻腔内纱条松动、脱出;正常情况下鼻腔有血性分泌物渗出,嘱患者将口中分泌物轻轻吐出,勿下咽,防止血液进入胃内刺激胃黏膜引起恶心、呕吐;保持患者情绪稳定,避免诱发血压升高而致术腔出血,可用冰袋冰敷鼻额部;防止用力咳嗽、打喷嚏,勿挖鼻、擤鼻;保持大便通畅,避免增加腹压和颅压,可遵医嘱给予缓泻剂;病室每日早晚各通风一次,减少探视,保持空气新鲜,防止颅内感染。

（4）舒适护理: 由于术后纱条填塞鼻腔,患者张口呼吸,可少量多次饮水、口唇覆盖湿纱布等减轻口干不适;患者因鼻腔填塞还可出现头痛,嘱其保持半卧位,前额部可冷敷。

（5）口腔清洁: 嘱患者进食后漱口,早晚刷牙,保持口腔清洁无异味。

（6）用药指导: 做好特殊用药指导,如激素、甘露醇等。向患者讲解药物名称、用药目的、使用方法及相关注意事项。

（7）安全指导: 参见第四章第一节第二部分“鼓室成形术”术后教育中“安全指导”。

【出院教育与康复指导】

1. 上呼吸道保护指导　注意鼻腔卫生,预防受凉感冒。

2. 饮食指导　恢复期应禁烟禁酒、禁刺激性食物,选择富含维生素、蛋白质的饮食(如新鲜水果、蔬菜、鱼、瘦肉),增强机体抵抗力,促进患者康复。

3. 口腔清洁　指导患者出院后注意口腔卫生,按时刷牙,养成餐后漱口的习惯,保持口腔清洁。

4. 活动指导　3个月内勿从事重体力劳动和剧烈活动。

5. 复诊 告知患者术后按时复诊的重要性,以便医生了解手术创面恢复情况,并及时对症进行处置。按医生要求按时复诊,定期随访,出现症状及时就诊。

6. 心理指导 疾病恢复期间保持良好的心理状态,避免紧张、激动等情绪,以有利于疾病康复。

七、鼻内镜下视神经管减压术

【手术适应证】

迟发型视力丧失,应手术减压,即伤后尚有部分视力,而后视力逐渐下降或丧失;伤后视力丧失,但如果经过大量皮质类固醇减轻水肿后视力有所恢复,或者有光感者;伤后有残余视力或光感者。

【围术期健康教育与康复指导】

1. 术前健康教育 参见鼻内镜手术一般术前健康教育。

2. 术后健康教育

(1)体位: 告知患者全麻术后2~4h内,采取去枕平卧位,避免呕吐物误吸入呼吸道发生窒息,患者完全清醒后可抬高床头有利于鼻腔分泌物的流出。

(2)术后鼻出血护理: 因鼻腔手术创面不缝合,仅填塞数条凡士林纱条,且鼻腔内血供丰富,腺体不断分泌,故术后可能自鼻腔不断渗出血性及血水样分泌物,属正常情况,嘱患者不必惊慌。如自鼻腔不断滴出鲜血或诉有液体自咽部流下并吐出多量血性物,嘱不要将口腔中分泌物咽下以免引起胃部并发症。同时可采用额、颈、枕部冷敷,使血管收缩,减少出血,及时测量血压以排除高血压所致鼻出血。如果出血量大要重新行鼻腔填塞或后鼻孔填塞。

(3)脑脊液鼻漏: 如有持续不断水样分泌物流出,要考虑脑脊液鼻漏的可能,收集漏出液进行葡萄糖定性、定量分析可明确诊断。及时会同医师进行处理,加大抗生素用量,大剂量应用激素及甘露醇防止颅内感染的发生。

（4）眶内血肿、眶蜂窝织炎的护理：视神经损伤多因车祸、斗殴等造成眶部及颅底骨折，且为彻底清除病变，鼻内镜下行视神经管减压时，亦可能人为将眶纸样板部分去除，故术后要注意观察眶周及内眦处有无淤血、肿胀，球结膜有无出血，眼球有无突出，有无眼球活动受限。如有上述症状发生，根据病情要会同医师处理，如松解鼻腔填塞物，保持鼻腔引流通畅，同时应用大剂量抗生素及地塞米松。

（5）鼻腔换药：术后2~3d取出鼻腔内纱条，有些患者因填塞过紧或长时间压迫鼻部引起鼻前庭炎而致局部肿胀、剧痛，有些患者因紧张、疼痛而致晕厥，故换药时应加以鼓励，避免发生意外。对身体较弱，心功能差，特别是年迈患者，要采取床边换药，同时准备好氧气、吸引器、床头灯及换药器皿等。

（6）观察视力恢复情况：术后患者清醒后视力检查，有无光感、眼前手动感及瞳孔对光反射情况。以后每日进行视力检查并做记录。颅脑闭合型损伤所致视力丧失或下降，虽经行视神经管减压术，但视力恢复仍需一漫长过程，并受来诊时间及手术时间的影响，对伤后10d以内施行手术的患者视力恢复较为理想，对10d后来诊手术者，效果较差。

（7）术后心理护理：术后患者因手术创伤致眶部肿胀、眼周青紫、面貌丑陋而不愿见人，要给患者讲清这是手术创伤造成，数日后即可恢复。有些患者因视力恢复慢，丧失信心，或焦躁不安、精神萎靡，可给予镇静药物，并告知视力恢复需要较长时间，要有耐心。

【出院教育与康复指导】

大多数患者术后10d左右即可出院观察，因此当时视力尚未恢复，要嘱患者继续口服消炎药物及营养神经药物，并嘱患者定期来医院复诊，3个月内每15d复诊1次，3个月以上每个月复诊1次，直至半年。

八、真菌性鼻窦炎鼻内镜手术

【手术适应证】

适用于病变不严重的真菌球、变态性真菌性鼻-鼻窦炎、慢性侵袭性真菌性鼻-鼻窦炎等。

【围术期健康教育与健康指导】

1. 术前健康教育　参见鼻内镜手术一般术前健康教育。

2. 术后健康教育

（1）体位指导：告知患者全麻术后2~4h内,采取去枕平卧位,避免呕吐物误吸入呼吸道发生窒息,患者完全清醒后可抬高床头有利于鼻腔分泌物的流出。

（2）饮食指导：告知患者术后4h可进食温冷的流质饮食,术后1~3d由温冷流质逐步过渡至正常饮食,注意营养丰富,忌过热、辛辣、刺激性食物,忌喝酒。

（3）病情观察指导：告知患者术后如有头痛、恶心、呕吐及术后血性分泌物增多或呈鲜红色,应立即通知医护人员进行处理。

（4）习惯与活动指导：活动能力应当根据患者个体化情况循序渐进,对于年老或体弱患者应相应推后活动进度。

（5）用药指导：术后需遵医嘱给予抗炎、止血等药物治疗,向患者讲解用药名称、目的,使用方法及相关注意事项。

（6）安全指导：参见第四章第一节第二部分"鼓室成形术"术后教育中"安全指导"。

【出院教育与健康指导】

1. 上呼吸道保护指导　指导患者注意保暖,多饮水,避免上呼吸道感染,以免影响伤口愈合。

2. 饮食指导　给予温冷、适量、营养均衡、易消化饮食；忌食用刺激性及过硬、过热食物,忌烟酒。

3. 用药指导　对出院后需要继续用药的患者,做好院外用药的指导,告知其药物的名称、使用方法、时间和注意事项,告知患者遵医嘱正确使用药物的重要性,按时用药,不得随意停药、加量或减量,掌握正确使用滴鼻药的方法,坚持规范鼻腔用药3~6周。

4. 活动指导　术后1个月内避免剧烈或重体力劳动,养成良好的生活起居习惯,避免过度劳累。

5. 环境指导　环境应安静、舒适,保持温湿度适宜,注意通风,保持室内空气清新,冬季外出时可戴口罩保护,避免冷空气的刺激。

6. 复诊　告知患者术后按时复诊的重要性,定期门诊复诊、鼻腔冲洗,术后1周开始,一般要冲洗2~4次,每次冲洗后医生根据病情约定下次冲洗时间,及时治疗咽部及口腔疾病。

7. 心理指导　疾病恢复期保持良好的心态,避免激动、易怒,有利于患者康复。

九、内镜下先天性后鼻孔闭锁成形术

【手术适应证】

先天性后鼻孔闭锁成形术是治疗先天性后鼻孔闭锁的有效方法,有经鼻腔、经腭、经鼻中隔、经上颌窦4种途径,应根据患儿年龄、症状程度、间隔性质与厚度,以及全身情况而定。鼻腔进路适用于鼻腔够宽,能够看到闭锁间隔者,膜性间隔或骨性间隔较薄者,新生儿或患儿全身情况较差而急需恢复复鼻呼吸者。

【围术期健康教育与康复指导】

1. 术前健康教育

(1)疾病教育:先天性后鼻孔闭锁为一少见畸形,闭锁隔有骨性、膜性、混合性。先天性90%为骨性、混合性。表现为单侧或双侧鼻后孔闭锁,双侧闭锁者出生后即有呼吸困难及不能吮奶,严重者可因窒息而立即死亡。单侧闭锁症状较轻,约占

60%,有时不易发现其为先天性疾病,无有效预防措施,早诊断、早治疗是防治关键。

（2）术前检查:告知患者术前准备所需的常规检查及专科检查,如血、尿常规,生化全项,APTT+PT,HBsAg,HIV,HCV,梅毒抗体,心电图,胸部X线等检查。向患者及家属讲解术前检查的目的、方法,积极协助其完成各项检查。

（3）饮食指导:根据患者的进食及身体状况,有针对性地对患者进行个性化教育,以清淡易消化、温凉软食为主,避免进食刺激性食物。注意饮食卫生,以免发生腹泻、腹胀等而影响手术。

（4）术前准备:告知患者全身麻醉前需做好的各项准备,禁食水6~8h;备皮,剃净鼻毛;告知患者沐浴、剪指(趾)甲,保持全身清洁;检查患者指(趾)甲,如有指甲油等应协助清除,以免影响术中血氧饱和度的监测;男性患者剃净胡须,女性患者勿化妆、佩戴饰物,头部不要戴发卡等硬物;向患者讲解术前各准备事项的目的。

（5）术晨准备:告知患者手术日早晨排空大小便;禁饮禁食;病号服需贴身穿着;取下义齿及隐形眼镜,将首饰及贵重物品交予家属妥善保管,不能取下的手镯等告知医生和手术室交接人员;将病历、影像学资料带入手术室;有特殊病情患者需告知其做好相应准备,如哮喘患者备好哮喘喷雾剂,高血压患者提前服药,糖尿病患者禁用降糖药物等,与手术室人员进行患者、药物核对后,送入手术室。为患者配戴手术核查腕带,检查患者腕带信息是否清楚,准确,齐全,以便术中进行患者身份识别。

（6）手术指导:向患者介绍手术名称及简单过程、麻醉方式,并向患者讲解术后可能出现的不适及需要的医疗处置;使患者有充分的心理准备,解除顾虑,消除紧张情绪,增强信心,促进患者术后康复。

2. 术后健康教育

（1）体位指导:告知患者术后采取正确体位,全麻术后2~4h

内,采取去枕平卧,避免呕吐物误吸入呼吸道发生窒息,患者完全清醒后可抬高床头有利于鼻腔分泌物的流出。

(2)饮食指导:患者术日宜吃营养丰富、易消化的温热流质、次日可吃半干食物,忌刺激食物,多吃蔬菜水果,避免大便干燥,预防伤口出血。

(3)病情观察指导:对婴幼儿术后护理极为重要,应严密观察,加强护理:如给氧、吸痰、除痂、鼻腔滴药及雾化吸入等。术后早期,对留置于新生儿鼻中的扩张管,须予以特别重视:保持通畅,严防脱落。

(4)组织缺氧的护理指导:患者因鼻腔手术后填塞凡士林油纱条压迫止血,鼻腔呼吸受限,常因供氧不足导致胸闷、头胀,术后应密切监测氧饱和度及生命体征的变化,根据病情可适当吸氧。

(5)后鼻腔填塞护理指导:一般鼻腔需用纱条填塞24~48h,在此期间会有鼻部疼痛及头痛,应主动向患者解释以上症状,随着术后鼻腔填塞物的取出,一般可逐渐消除,必要时给予镇静、止痛药物;填塞物抽出后避免剧烈运动,可遵医嘱予以鼻腔点药,保持鼻腔通畅,防止鼻出血和黏膜粘连。术后数日内不要用力擤鼻,如想清洁鼻腔可以用后咽部回吸吐出;鼻腔少量渗血性及淡血水样分泌物,偶有血性眼泪属正常现象。取出纱条时一般会有术腔少量出血,不必惊恐,对流入咽部的血液尽量吐到痰杯中,切勿咽下,以免刺激胃黏膜引起恶心。同时采用额部、颈部冷敷,使血管收缩,减少出血。

(6)口腔清洁:因双侧鼻腔填塞纱条需要用口呼吸,为预防口唇干裂可用湿纱布覆盖口唇,并嘱患者多饮水;保持口腔清洁,并教会患者避免打喷嚏的方法,如用舌尖顶上腭进行呼吸;当要打喷嚏时立即张口做深呼吸,或指压人中穴,防止填塞物脱出。

(7)用药指导:术后需遵医嘱给予患者抗炎、抗水肿药物及雾化吸入治疗,以收缩肿胀黏膜、抗炎、消肿,向患者讲解药物名称、用药目的、使用方法及相关注意事项。

（8）安全指导: 参见第四章第一节第二部分"鼓室成形术"术后教育中"安全指导"。

【出院教育与康复指导】

1. 上呼吸道保护指导　指导患者注意保暖,多饮水,避免上呼吸道感染,以免影响伤口愈合。

2. 饮食指导　恢复期应禁烟禁酒、禁刺激性食物,选择富含维生素、蛋白质的饮食(如新鲜水果、蔬菜、鱼、瘦肉),增强机体抵抗力,促进患者康复。

3. 用药指导　对出院后需继续用药的患者,做好院外用药的指导,告知其药物名称、使用方法、时间和注意事项。告知患者遵医嘱正确使用药物的重要性,按时用药,不得随意停药、加量或减量,需院外行雾化吸入治疗的患者,做好雾化器使用的指导。

4. 口腔指导　患者出院后注意口腔卫生,按时刷牙,养成餐后漱口的习惯,保持口腔清洁。

5. 复诊　告知患者术后按时复诊的重要性,以便医生了解手术创面恢复情况,并及时对症进行处置。

6. 心理指导　疾病恢复期间保持良好的心理状态,避免紧张、激动等情绪,以有利于疾病康复。

十、鼻内镜下鼻腔泪囊吻合术

【手术适应证】

适用于慢性泪囊炎、泪囊堵塞、鼻泪管狭窄。

【围术期健康教育与康复指导】

1. 术前健康教育　参见鼻内镜手术一般术前健康教育。

2. 术后健康教育

（1）体位指导: 告知患者术后采取正确体位,全麻术后2~4h

内,采取去枕平卧,避免呕吐物误吸入呼吸道发生窒息。清醒后给予半卧位,有利于伤口引流,减轻眼部肿胀,缓解头痛。

(2)饮食指导:告知患者术后4h可饮少量温水,如无呛咳、恶心等不适,可适当进温凉半流食或易消化软食,勿食用刺激性及过硬、过热食物。有基础疾病的患者需根据具体情况进行针对性饮食指导。

(3)病情观察指导:告知患者术后48 h 内尽量避免大声说话、打喷嚏,禁止擤鼻,欲打喷嚏时应深呼吸或用舌尖顶住上颚,避免鼻腔压力增高、鼻腔填塞物松脱。

(4)泪道观察:鼻腔填塞物于术后24~48h拔除,观察眼部溢泪症状有无缓解。

(5)心理护理:告知患者鼻腔填塞期间会引起溢泪,填塞物抽出后会缓解。做好解释工作,以缓解患者紧张情绪。

(6)用药指导:术后需遵医嘱给予患者抗炎等药物治疗,以收缩肿胀黏膜、抗炎、消肿、减轻伤口疼痛。向患者讲解药物名称、用药目的、使用方法及相关注意事项。

(7)安全指导:参见第四章第一节第二部分"鼓室成形术"术后教育中"安全指导"。

【出院教育与康复指导】

1. 上呼吸道保护指导　患者注意保暖,多饮水,避免上呼吸道感染,以免影响伤口愈合。

2. 饮食指导　恢复期应禁烟禁酒、禁刺激性食物,选择富含维生素、蛋白质的饮食(如新鲜水果、蔬菜、鱼、瘦肉),增强机体抵抗力,促进患者康复。

3. 用药指导　对出院后需继续用药的患者,做好院外用药的指导,告知其药物名称、使用方法、时间和注意事项。

4. 眼部护理指导　保持眼部清洁,预防感染。

5. 活动指导　指导患者出院后适当参加体育锻炼,增强机体抵抗力。4~6周内应尽量避免重体力劳动及剧烈活动,2个月内避免游泳。

6. 环境指导 环境应安静、舒适,保持温湿度适宜,注意通风,保持室内空气清新。

7. 定期复诊 告知患者术后按时复诊的重要性,以便医生了解手术创面恢复情况,并及时对症进行处置。一般于出院2周后到门诊复诊,以后根据疾病恢复情况遵医嘱随诊。为防止伤口粘连,术后3个月内复诊尤为重要。如出现眼部不适及时复诊。

8. 心理指导 疾病恢复期间保持良好的心理状态,避免紧张、激动等情绪,以有利于疾病康复。

第三节 咽喉科健康教育与康复指导

一、咽喉科手术一般健康教育与康复指导

【手术适应证】

适用于声带结节、声带息肉、腺样体肥大、扁桃体肥大、慢性阻塞性睡眠呼吸暂停低通气综合征、喉乳头状瘤、气管异物、喉及气管狭窄等。

【围术期健康教育与康复指导】

1. 术前健康教育

(1)疾病教育:对患者及其家属进行宣教,包括疾病病因、临床表现、治疗原则、预后、预防等。

(2)术前检查:告知患者术前准备所需的常规检查及专科检查,如血、尿常规,生化全项,凝血,免疫八项,心电图,胸部X线,纤维喉镜检查及频闪喉镜检查等。向患者及家属讲解术前检查的目的、方法,积极协助其完成各项检查。

(3)饮食指导:根据患者的进食及身体状况,有针对性地对患者进行个性化教育,以清淡易消化、温凉软食为主,避免进食刺激性食物,注意饮食卫生,以免发生腹泻、腹胀等而影响手术。

（4）用药指导：告知患者术前用药名称、目的及使用方法。术前遵医嘱使用抗生素，主要是减轻炎症，为手术做准备，术前应用雾化吸入，目的是局部抗炎，减轻黏膜充血和水肿，稀释痰液利于分泌物排除。

（5）术前准备：告知患者全身麻醉前需做好的各项准备，禁食水6~8h；询问过敏史，遵医嘱做抗生素皮肤过敏试验；保持口腔清洁，术前1日给予漱口水或使用清水漱口；告知患者沐浴、剪指（趾）甲，保持全身清洁；检查患者指（趾）甲，如有指甲油等应协助清除，以免影响术中血氧饱和度的监测；男性患者剃净胡须，女性患者勿化妆、佩戴饰物，头部不要戴发卡等硬物；向患者讲解术前各准备事项的目的。

（6）术晨准备：告知患者手术日早晨排空大小便；禁饮禁食；病号服需贴身穿着；取下义齿及隐形眼镜，将首饰及贵重物品交予家属妥善保管，不能取下的手镯等告知医生和手术室交接人员；将病历、影像学资料带入手术室；有特殊病情患者需告知其做好相应准备，如哮喘患者备好哮喘喷雾剂，高血压患者提前服药，糖尿病患者停用降糖药物等，与手术室人员进行患者、药物核对后，送入手术室。为患者配戴手术核查腕带，检查患者腕带信息是否清楚，准确，齐全，以便术中进行患者身份识别。

（7）睡眠指导：指导患者术前晚按时入睡，保证充足的睡眠，如果不能入睡可以告知护士，遵医嘱用药助眠。

（8）手术指导：向患者进行健康教育，介绍手术名称及简单过程、麻醉方式、术前准备目的及内容、术前用药作用，并向患者讲解术后可能出现的不适及需要的医疗处置，使患者有充分心理准备，解除顾虑，消除紧张情绪，增强信心，促进患者术后康复。

2. 术后健康教育

（1）术后体位：告知患者术后采取正确体位，全麻术后2~4h

内取去枕平卧位,避免呕吐物误吸入呼吸道发生窒息。

（2）饮食指导:告知患者术后4h可饮少量温水,如无呛咳、恶心等不适,可适当进温凉流食,勿食用刺激性及过硬、过热食物。对术中创面较大的患者,为避免术后出血,术后4h后可酌情进行冷流食,再根据患者创面恢复情况,逐步改为进温凉食物、半流食、软食。有基础疾病的患者需要根据具体情况进行针对性饮食指导。

（3）病情观察指导:告知患者术后将口腔内分泌物吐出,并告知患者术后可能出现少量血丝等现象,避免患者紧张;若有咯血、鲜血从口腔吐出等异常现象及时通知医护人员处理。

（4）口腔清洁:口腔清洁对于增进食欲,预防局部感染,促进患者恢复有重要作用。告知患者早晚刷牙,三餐后及睡前用漱口液含漱。

（5）用药指导:术后需遵医嘱给予患者抗炎、抗水肿、等雾化治疗,以预防感染、减轻黏膜水肿、减轻伤口疼痛、促进呼吸道内的分泌物排除。向患者告知用药名称目的使用方法及相关注意事项。

（6）安全指导:参见第四章第一节第二部分"鼓室成形术"术后教育中"安全指导"。

【出院健康指导】

1. 上呼吸道保护指导　指导患者注意保暖,多饮水,避免上呼吸道感染,以免影响伤口愈合。

2. 饮食指导　告知患者恢复期饮食要求,应选择富含维生素、蛋白质食物,如(新鲜水果、蔬菜、鱼、瘦肉等),禁食刺激性食物,禁烟酒,增强机体抵抗力,促进患者康复。

3. 用药指导　对出院后需继续用药的患者,做好院外指导用药,告知其药物名称及目的、使用方法和药物的不良反应,及遵医嘱使用药物的重要性;需院外行雾化吸入治疗的患者,做好雾化器使用的指导。

4. 口腔清洁　嘱患者出院后注意口腔卫生。嘱患者按时刷牙,养成餐后漱口的习惯,保持口腔清洁。

5. 环境指导　创造良好的休养环境,环境应安静、舒适,保持温湿度适宜,注意通风,保持室内空气清新。

6. 复诊　嘱患者按时复诊的重要性,出院2周后门诊复诊,再次复诊根据恢复情况由医生告知时间。术后需进行纤维喉镜检查,了解手术创面恢复情况,以便及时对症处置,期间如出现出血、疼痛加剧等不适应及时就诊。

7. 心理指导　保持良好心态,利于疾病康复。

二、扁桃体切除术

【手术适应证】

适用于扁桃体炎反复急性发作; 有扁桃体周围脓肿病史; 扁桃体过度肥大,妨碍吞咽、呼吸,导致营养障碍者; 风湿热、肾炎、关节炎、风心病等患者,疑扁桃体为病灶者; 因扁桃体、增殖体肥大,影响咽鼓管功能,造成慢性渗出性中耳炎,经保守治疗无效者; 白喉带菌者,经保守治疗无效者; 不明原因长期低热,因扁桃体又有慢性炎症存在时; 各种扁桃体良性肿瘤者。

【围术期健康教育与康复指导】

1. 术前健康教育　参见咽喉科手术一般术前健康教育。

2. 术后健康教育

(1)术后体位: 告知患者术后采取正确体位,全麻术后2~4h内,采取去枕平卧,避免呕吐物误吸入呼吸道发生窒息。

(2)饮食指导: 告知患者术后4h可进冷流食(冰块、白色冰淇淋),术后1~3d可进温凉流食(如牛奶、豆浆),4~6d可进半流食,7~14d给予软食,2周后可根据患者恢复的情况给予普食。有基础疾病的患者需要根据具体情况进行针对性饮食指导。

(3)病情观察指导:评估患者自主呼吸、意识恢复情况,注意观察患者有无憋气、咯血,评估患者口腔内分泌物的颜色、性质、量及渗血部位。告知患者术后将口腔内分泌物吐出,并告知患者术后可能出现少量血丝等现象,避免患者紧张,若有咯血、鲜血从口腔吐出等异常现象及时通知医护人员处理;严密观察呼吸道通畅情况,密切观察患者呼吸频率、节律、深浅度;观察口腔内分泌物的性质,分泌物黏稠且量多时,指导患者及时咳出,教会患者正确咳痰。

(4)口腔清洁:口腔清洁对于增进食欲、预防局部感染、促进患者恢复有重要作用。告知患者早晚刷牙,三餐后及睡前用漱口液含漱。

(5)用药指导:术后需遵医嘱给予患者抗炎、促进分泌物排出治疗,以预防感染。

(6)安全指导:参见第四章第一节第二部分"鼓室成形术"术后教育中"安全指导"。

【出院健康指导】

1. 饮食指导 告知患者严格参照扁桃体术后饮食要求进行进食,禁忌辛辣刺激、过热过烫及过硬的食物,因伤口周围的白膜于术后7d左右自动脱落,如饮食不当可引起伤口出血。

2. 用药指导 对出院后需继续用药的患者,做好院外指导用药;告知其药物名称、目的、使用方法和药物的不良反应,及遵医嘱使用药物的重要性。

3. 口腔清洁 嘱患者出院后注意口腔卫生。嘱患者按时刷牙,养成餐后漱口的习惯,保持口腔清洁。

4. 环境指导 创造良好的休养环境,环境应安静、舒适,保持温湿度适宜,注意通风,保持室内空气清新。

5. 复诊 嘱患者按时复诊,3个月后复查睡眠监测,以监测手术效果。

6. 康复指导 指导患者睡眠时体位,最好取侧卧位,以改善通气。

7. 心理指导 保持良好心态,利于疾病康复。

三、改良腭咽成形联合硬腭截短术

【手术适应证】

适用于阻塞性睡眠呼吸暂停低通气综合征（OSAHS）。

【围术期健康教育与康复指导】

1. 术前健康教育

（1）疾病教育：对患者及家属进行宣教，包括疾病病因、临床表现、治疗原则、预后、预防等。

（2）术前检查

1）专科检查：多导睡眠监测、上呼吸道CT、头颅侧位X线片、压力滴定、术前CPAP治疗。

2）注意事项：告知患者术前各项检查的特殊要求。告知患者多导睡眠监测检查前禁饮咖啡、浓茶和酒；尽量少进流食和水，尽量少睡，保证夜间睡眠；避免上呼吸道感染，保持鼻部通畅。上呼吸道CT是了解上呼吸道各平面的最小横切面积及阻塞程度，告知患者检查前无须禁食水。头颅侧位摄片可反映鼻咽部气道、舌后气道等阻塞情况，检查前无须禁食水。压力滴定和CPAP治疗是通过调整气道压力消除呼吸暂停、低通气和提高机体血氧饱和度，以改善通气。

（3）饮食指导：指导患者手术当日需进冷流食一日，以清淡、易消化冷流食为主，避免进食刺激性食物，术前需要准备好白色纯牛奶冰激凌、冰水或冰块。注意饮食卫生，以免发生腹泻、腹胀等而影响手术。

（4）术前准备：告知患者全身麻醉前需做好的各项准备，禁食水6~8h；询问过敏史，遵医嘱做抗生素皮肤过敏试验；保持口腔清洁，术前1日给予漱口水或使用清水漱口；告知患者沐浴、剪指（趾）甲，保持全身清洁；检查患者指（趾）甲，如有指甲油等应协助清除，以免影响术中血氧饱和度的监测；男性患者剃净胡须，女性患者勿化妆、佩戴饰物，头部不要戴发卡等硬物。

（5）术晨准备：告知患者手术日早晨排空大小便；禁饮禁食；病号服需贴身穿着；取下义齿及隐形眼镜,将首饰及贵重物品交予家属妥善保管,不能取下的手镯等告知医生和手术室交接人员；将病历、影像学资料带入手术室；有特殊病情患者需告知其做好相应准备,如哮喘患者备好哮喘喷雾剂,高血压患者提前服药,糖尿病患者停用降糖药物等,与手术室人员进行患者、药物核对后,送入手术室。为患者配戴手术核查腕带,检查患者腕带信息是否清楚,准确,齐全,以便术中进行患者身份识别。

（6）睡眠指导：指导患者术前晚按时入睡,保证充足的睡眠,如果不能入睡可以告知护士,遵医嘱用药助眠。

（7）手术指导：向患者介绍手术名称及简单过程、麻醉方式,告知患者术后有伤口疼痛和出血,使其做好心理准备。告知患者术后会出现不同程度的伤口疼痛和出血,使患者做好心理准备,解除顾虑,消除紧张情绪,增强信心,并嘱患者术后严格遵循宣教和指导内容,以减轻疼痛和减少出血,促进术后恢复。

2. 术后健康教育

（1）体位指导：告知患者术后采取正确体位,全麻术后2~4h内,采取去枕平卧,避免呕吐物误吸入呼吸道发生窒息。

（2）饮食指导：严格、准确指导患者术后饮食。患者全麻术后4h禁食水,4h后可进冷流质饮食,以减轻渗血、缓解疼痛；术后1~3d进温凉半流质饮食；4~6d进半流食；术后7~14d渐进软食；2周后根据情况进普食。禁刺激性食物。鼓励患者多饮水,增强咽部运动,防止伤口粘连及瘢痕挛缩。向患者及家属强调术后饮食重要性,观察患者遵医行为。

（3）病情观察指导：告知患者将口腔分泌物吐出,并告知患者术后可能出现少量血丝等现象,避免患者紧张；如出血较多,应及时通知医护人员进行处理。

（4）气道观察指导：观察患者气道通畅及伤口恢复情况。因腭咽部软组织疏松,术后会出现局部水肿,加上患者因伤口疼痛,口腔分泌物不能及时咽下或吐出,使得患者气道通气未改善,应嘱患者夜间睡眠时采取侧卧位或抬高床头15°~20°;观察患者硬腭黏骨膜瓣处皮肤颜色、缝线有无脱落等,如有异常及时通知医生,便于及时发现黏骨膜瓣异常。

（5）疼痛护理:根据患者术后伤口疼痛程度,分散其注意力,使用冰袋局部冷敷。由于患者术后伤口创面较大,咽部疼痛较重,术后4h可给予冰袋冷敷颈前部止痛、口含冰块、喝冰水、吃冰激凌减轻疼痛;与患者进行交流,分散其注意力;疼痛不可耐受,可遵医嘱使用镇痛药。

（6）口腔清洁:患者口腔伤口创面较大,术后注意口腔清洁。向患者强调保持口腔清洁重要性,并嘱患者每餐后及睡前坚持漱口,预防口腔感染。

（7）用药宣教:遵医嘱给予抗炎、抗水肿、止血、止痛药物进行治疗。告知患者及家属各种药物名称、目的、用法及副作用,并观察用药后反应。

（8）安全指导:参见第四章第一节第二部分"鼓室成形术"术后教育中"安全指导"。

【出院健康指导】

1. 上呼吸道保护指导　避免上呼吸道感染,嘱患者注意保暖,多饮水,以免影响伤口愈合。

2. 饮食指导　恢复期应戒烟戒酒,严格参照改良腭咽成形联合硬腭截短术后饮食要求进行进食,禁忌辛辣刺激、过热过烫及过硬的食物,以防因饮食不当引起伤口出血。

3. 用药指导　对出院后需继续用药患者,做好院外用药指导,告知其药物名称、使用方法、时间和注意事项。告知患者遵医嘱正确使用药物的重要性,按时用药,不得随意停药、加量或减量。需院外行雾化吸入治疗的患者,做好雾化器使用的指导。

4. 口腔清洁指导　患者出院后注意口腔卫生,嘱患者每餐后及睡前养成漱口习惯,保持口腔清洁。

5. 活动指导 指导患者出院后适当参加体育锻炼,增强机体抵抗力。4~6周内尽量避免重体力劳动及剧烈活动。

6. 复诊 嘱患者按时复诊。3个月后复查睡眠监测,以监测手术效果。

7. 心理指导 保持良好心态,利于疾病恢复。

四、喉乳头状瘤切除术

【手术适应证】

适用于呼吸道乳头状瘤。

【围术期健康教育与康复指导】

1. 术前健康教育

(1)病情评估:评估患者咽喉部情况及既往病史。咽喉部情况包括声音嘶哑、呼吸困难、咽部疼痛及不适症状;了解患者生命体征、有无缺氧症状,观察患者有无吸气性呼吸困难、吸气性喘鸣音,是否出现三凹征,必要时做好气管切开术后护理常规;了解患者睡眠、饮食及二便情况。

(2)安全评估:评估患者是否存在安全问题,包括患者呼吸困难程度、睡眠情况及年龄、精神状态和自理能力。若憋气严重达呼吸困难Ⅱ度以上者,应及时通知医生处理;患儿留家属陪住。

(3)疾病认知:评估患者及家属对疾病和手术的认知程度。

(4)心理状况:评估患者和家属的心理状态。

(5)术前检查:告知患者术前准备所需的常规检查及专科检查,如血、尿常规,生化全项,凝血,免疫八项,心电图,胸部X线,纤维喉镜检查等。向患者及家属讲解术前检查的目的、方法,积极协助其完成各项检查。

(6)术前准备:告知患者全身麻醉前需做好的各项准备,禁食水6~8h;询问过敏史,遵医嘱做抗生素皮肤过敏试验;保持口腔清洁,术前1日给予漱口水或使用清水漱口;告知患者沐浴、剪指(趾)甲,保持全身清洁;检查患者指(趾)甲,如有指甲油等应协助清除,以免影响术中血氧饱和度的监测;男性患者剃净胡须,女性患者勿化妆、佩戴饰物,头部不要戴发卡等硬物;向患者讲解术前各准备事项的目的。

（7）睡眠指导:指导患者术前晚按时入睡,保证充足的睡眠,如果不能入睡可以告知护士,遵医嘱用药助眠。

（8）术晨准备:告知患者手术日早晨排空大小便;禁饮禁食;病号服需贴身穿着;取下义齿及隐形眼镜,将首饰及贵重物品交予家属妥善保管,不能取下的手镯等告知医生和手术室交接人员;将病历、影像学资料带入手术室;有特殊病情患者需告知其做好相应准备,如哮喘患者备好哮喘喷雾剂,高血压患者提前服药,糖尿病患者停用降糖药物等,与手术室人员进行患者、药物核对后,送入手术室。为患者配戴手术核查腕带,检查患者腕带信息是否清楚,准确,齐全,以便术中进行患者身份识别将病历。床单位准备:备全麻床、输液架、心电监护、氧气、一次性污染垫等。

（9）手术指导:向患者进行健康教育,介绍手术名称及简单过程、麻醉方式、术前准备目的及内容、术前用药作用,并向患者讲解术后可能出现的不适及需要的医疗处置,使患者有充分心理准备,解除顾虑,消除紧张情绪,增强信心,促进患者术后康复。

2. 术后健康教育

（1）体位指导:告知患者术后采取正确体位,全麻术后2~4h内,采取去枕平卧,避免呕吐物误吸入呼吸道发生窒息。

（2）气道护理指导:保持患者呼吸道通畅。全麻清醒6h后协助患者适当抬高床头15°~30°以利于呼吸。嘱患者自行咳嗽排痰,以免阻塞呼吸道。遵医嘱行雾化吸入治疗,有效预防呼吸道水肿。

（3）口腔清洁:保持口腔清洁,预防口腔感染。口腔清洁对于增进食欲、预防局部感染、促进患者恢复有重要作用,告知患者早晚刷牙,三餐后及睡前用漱口液含漱。

（4）饮食指导: 指导患者合理进食。根据患者身体状况,进行个性化、有针对性地进食指导,以清淡、易消化、温凉软食为主,避免进食刺激性食物。注意饮食卫生,以免发生腹泻、腹胀等不适。

（5）安全指导: 参见第四章第一节第二部分"鼓室成形术"术后教育中"安全指导"。

（6）并发症观察与护理指导

1）呼吸困难: 及时分析引起呼吸困难的原因,并予以处理。咽喉部手术术后,因局部损伤、全麻插管造成的水肿、出血及血凝块阻塞是发生急性呼吸道梗阻的主要原因。分泌物增多阻塞呼吸道,易发生气道痉挛; 应密切观察患者意识恢复状态,观察呼吸频率、节律及深浅度; 观察患者呼吸道内分泌物的颜色、性质和量; 如异常,立即清除呼吸道内分泌物、吸氧,同时通知医生给予处理。

2）出血: 观察患者口腔分泌物颜色、性质和量。若出现有鲜血从口中大口吐出时即为大量活动性出血。安抚患者,给予床头抬高及冰袋冷敷颈部并及时通知医生,遵医嘱给予止血药,备好抢救物品及药品,必要时协助医生急诊手术探查止血。加强巡视病房,尤其在患者睡眠状态下,有无频繁吞咽动作,一旦发现,唤醒患者,嘱其将口腔内分泌物吐出,观察分泌物的性质。

3）感染: 监测患者体温变化、伤口有无红肿等感染征象。观察患者精神状态,监测体温变化,若体温升高或者患者主诉伤口出现异常疼痛,且切口周围皮肤红、肿等异常表现,应及时通知医生予以处理,局部冷敷、查血常规或血培养、全身用药。

【出院健康指导】

1. 上呼吸道保护指导　告知患者注意保暖,预防上呼吸道感染。嘱患者增加营养摄入,提高抵抗力;注意口腔卫生,养成按时刷牙和餐后漱口习惯,预防口腔疾病;嘱患者及家属保持生活环境温湿度适宜,多饮水,保持呼吸道湿润。

2. 用药指导　嘱患者出院后,遵医嘱继续坚持口服出院带药等,并告知患者及家属其药物名称、目的、使用方法和药物不良反应;遵医嘱使用药物治疗的重要性,使其按时完成治疗。

3. 病情观察指导　教会患者及家属观察呼吸变化。由于本病复发率很高,告知患者及家属,根据有无喉鸣音、口唇、四肢末梢青紫,三凹征及烦躁不安等表现来判断是否存在呼吸困难。

4. 饮食指导　患者恢复期恢复期应选择富含维生素、蛋白质食物,如新鲜水果、蔬菜、鱼、廋肉,禁刺激性食物、禁烟酒,以增强机体抵抗力,促进患者恢复。

5. 复诊　出院后1个月或遵医嘱门诊复诊,向患者及家属讲解复诊重要性,若有异常,及时就诊。

五、气管、支气管异物取出术

【手术适应证】

适用于气管/支气管存留异物。

【围术期健康教育与康复指导】

1. 术前健康教育

(1)病情评估:评估患者异物情况及患者症状。评估患者主诉;异物种类、大小、形状和存留的时间以及院外就诊的情况;评估患者有无持续性或阵发性呛咳、咯血、呼吸困难、发热、烦躁不安、三凹征等症状。

(2)安全评估:评估患者是否存在安全问题,包括患者呼吸困难程度、睡眠情况及年龄、精神状态和自理能力。若憋气严重达呼吸困难Ⅱ度以上者,应及时通知医生处理;患儿留家属陪住。

（3）术前检查：告知患者术前准备所需的常规检查及专科检查，如血、尿常规，生化全项，凝血，免疫八项，心电图，胸部X线，纤维喉镜检查及频闪喉镜检查等。向患者及家属讲解术前检查的目的、方法，积极协助其完成各项检查。

（4）术前准备：告知患者全身麻醉前需做好的各项准备，禁食水6~8h；询问过敏史，遵医嘱做抗生素皮肤过敏试验；保持口腔清洁，术前1d给予漱口水或使用清水漱口；告知患者沐浴、剪指（趾）甲，保持全身清洁；检查患者指（趾）甲，如有指甲油等应协助清除，以免影响术中血氧饱和度的监测；男性患者剃净胡须，女性患者勿化妆、佩戴饰物，头部不要戴发卡等硬物；向患者讲解术前各准备事项的目的。

（5）睡眠指导：指导患者术前晚按时入睡，保证充足的睡眠，如果不能入睡可告知护士，遵医嘱用药助眠。

（6）术晨准备：告知患者手术日早晨排空大小便；禁饮禁食；病号服需贴身穿着；取下义齿及隐形眼镜，将首饰及贵重物品交予家属妥善保管，不能取下的手镯等告知医生和手术室交接人员；将病历、影像学资料带入手术室；有特殊病情患者需告知其做好相应准备，如哮喘患者备好哮喘喷雾剂，高血压患者提前服药，糖尿病患者停用降糖药物等，与手术室人员进行患者、药物核对后，送入手术室。为患者配戴手术核查腕带，检查患者腕带信息是否清楚，准确，齐全，以便术中进行患者身份识别。术前用药主要为阿托品，以减少气管、支气管腺体分泌。

（7）手术指导：向患者进行健康教育，介绍手术名称及简单过程、麻醉方式、术前准备目的及内容、术前用药作用，并向患者讲解术后可能出现的不适及需要的医疗处置，使患者有充分心理准备，解除顾虑，消除紧张情绪，增强信心，促进患者术后康复。

2. 术后健康教育

（1）体位指导：告知患者术后采取正确体位，全麻术后2~4h

内,去枕平卧,避免呕吐物误吸入呼吸道发生窒息。

（2）气道护理指导: 保持患者呼吸道通畅。密切观察患者呼吸情况,如呼吸困难明显,提示有喉头水肿发生,应及时通知医生,必要时行气管切开; 及时清理口腔内分泌物,防止发生误吸。

（3）伤口渗血观察指导: 密切观察渗血的颜色、性质、量。观察口腔伤口渗血及有无出血,告知患者术后将口腔分泌物吐出,若仅为唾液中带血丝,属少量渗血,为正常现象,嘱患者勿慌张。

（4）疼痛指导: 观察患者疼痛部位、性质及持续时间,必要时给予患者贴敷降温或遵医嘱给予患者使用止痛药,正确指导饮食。

（5）口腔清洁: 口腔清洁对于增进食欲、预防局部感染、促进患者恢复有重要作用,告知患者早晚刷牙,三餐后及睡前用漱口液含漱。

（6）饮食指导: 根据尖锐性的异物刺破气管或支气管管壁、血管情况,遵医嘱指导患者合理进食时间。根据患者身体状况,进行个性化、有针对性地进食指导,以清淡、易消化、温凉软食为主,避免进食刺激性食物。注意饮食卫生,以免发生腹泻、腹胀等不适。

（7）并发症观察与护理指导:

1）肺炎: 及时发现肺炎征象,对症处理。术中因异物钳进入呼吸道,对呼吸道黏膜产生化学性、过敏性、机械性及生物性刺激,可使呼吸道黏膜出现炎症反应,术前合并肺部感染患者,术后应继续观察病情及体温变化,如有异常,及时通知医生处理。

2）肺不张: 异物停留在支气管内,完全阻塞支气管,使得远端肺叶内的空气逐渐被吸收,最终导致阻塞性肺不张。

3）出血: 尖锐性的异物刺破气管或支气管管壁、血管,或者手术前为控制好感染使得支气管黏膜肿胀、易出血。

4）气管食管瘘：异物长期停留对气管壁造成腐蚀，进一步累及食管，或者尖锐的异物直接刺透气管和食管而引起。患者出现进食后呛咳，有食物咳出。

【出院健康指导】

1. 用药指导　嘱患者出院后，遵医嘱继续坚持口服出院带药等，并告知患者及家属其药物名称、目的、使用方法和药物不良反应；遵医嘱使用药物治疗的重要性，使其按时完成治疗。

2. 病情观察指导　教会患者及家属观察呼吸、面色有无改变。如有异常，应及时就诊，以免延误病情。

3. 安全指导　嘱患者及家属提高危险防范意识，对患者及家属进行健康知识宣教。宣传气管或支气管异物的危险性，以及预防措施。指导家属喂幼儿，特别是5岁以下小儿进食时，尤其是在进食花生、瓜子、豆类等食品时，要专心，保持安静，禁止逗笑、打骂或使其受惊吓；指导家属积极改正幼儿口中含物的不良习惯，发现小儿口中含异物时，应耐心劝其吐出，绝不能强行挖取，以免哭闹而吸入呼吸道。一旦发生气管或支气管异物，应及时就诊，以免延误病情。

4. 复诊　出院后1个月或遵医嘱门诊复诊，向患者及家属讲解复诊重要性，若有异常，及时就诊。

六、喉、气管狭窄手术

【手术适应证】

适用于肉芽、纤维组织增生、瘢痕形成所致局限性声门上区、声门区、声门下区和气管、主支气管管狭窄；双侧喉返神经麻痹所致喉狭窄；无法彻底切除的气管周围病变，如恶性肿瘤等压迫所致气管狭窄。

【围术期健康教育与康复指导】

1. 术前健康教育

（1）病情评估：评估患者呼吸情况，有无呼吸困难及咯血等。评估患者术后颈部是否佩戴T管,颈部敷料有无渗血,周围有无皮下气肿,如有以上情况应及时通知医生予以处理。

（2）风险评估:若佩戴T管,评估患者T管是否在位、固定、通畅。

（3）安全评估:评估患者是否存在安全问题,包括患者呼吸困难程度、睡眠情况及年龄、精神状态和自理能力。若憋气严重达呼吸困难Ⅱ度以上者,应及时通知医生处理;患儿留家属陪住。

（4）术前检查:告知患者术前准备所需的常规检查及专科检查,如血、尿常规,生化全项,凝血,免疫八项,心电图,胸部X线,纤维喉镜检查及颈部CT等。向患者及家属讲解术前检查的目的、方法,积极协助其完成各项检查。

（5）术前准备:告知患者全身麻醉前需做好的各项准备,禁食水6~8h;询问过敏史,遵医嘱做抗生素皮肤过敏试验;保持口腔清洁,术前1d给予漱口水或使用清水漱口;手术区备皮,行喉裂开、T管植入时,备皮范围上起下唇,下至胸骨,左右至肩部皮肤;告知患者沐浴、剪指（趾）甲,保持全身清洁;检查患者指（趾）甲,如有指甲油等应协助清除,以免影响术中血氧饱和度的监测;男性患者剃净胡须,女性患者勿化妆、佩戴饰物,头部不要戴发卡等硬物;向患者讲解术前各准备事项的目的。

（6）睡眠指导:指导患者术前晚按时入睡,保证充足的睡眠,如果不能入睡可以告知护士,遵医嘱用药助眠。

（7）术晨准备:告知患者手术日早晨排空大小便;禁饮禁食;病号服需贴身穿着;取下义齿及隐形眼镜,将首饰及贵重物品交予家属妥善保管,不能取下的手镯等告知医生和手术室交接人员;将病历、影像学资料带入手术室;有特殊病情患者需告知其做好相应准备,如哮喘患者备好哮喘喷雾剂,高血压患者提前服药,糖尿病患者停用降糖药物等,与手术室人员进行患者、药物核对后,送入手术室。为患者配戴手术核查腕带,检查患者腕带信息是否清楚,准确,齐全,以便术中进行患者身份识别。

（8）手术指导: 向患者进行健康教育,介绍手术名称及简单过程、麻醉方式、术前准备目的及内容、术前用药作用,并向患者讲解术后可能出现的不适及需要的医疗处置,使患者有充分心理准备,解除顾虑,消除紧张情绪,增强信心,促进患者术后康复。

2. 术后健康教育

（1）体位指导: 告知患者术后采取正确体位,全麻术后2~4h内,采取去枕平卧,避免呕吐物误吸入呼吸道发生窒息。行气管端端吻合术患者给予头前倾位,以减少颈部吻合口张力,促进伤口愈合。

（2）气道护理指导: 密切观察患者呼吸频率、节律、深浅度。如有呼吸困难应立即通知医生采取措施。观察患者有无咯血,嘱患者将口腔内分泌物吐出,保持气道通畅。

（3）伤口渗血观察指导: 密切观察渗血的颜色、性质、量。

（4）疼痛指导: 观察患者疼痛部位、性质及持续时间,必要时给予患者贴敷降温或遵医嘱给予患者使用止痛药。

（5）气管切开护理指导: 行气管切开者,按时为患者清洗内套管,保持气管套管通畅; 每日更换套管垫,保持套管垫的清洁、干燥; 给予患者及时吸痰,观察痰液的颜色、性质、量; 加强气道湿化; 每日检查套管系带的松紧度,一手指为宜,防止脱管发生。每日两次清洁内套管,儿童气管套管夜间增加一次清洗,术后堵管患者每日晚清洗一次内套管; 气管套管管芯要放在固定位置,便于拿取;更换套管垫时观察伤口及分泌物情况,如有异常及时通知医生; 指导患者咳痰,痰液不能咳出者及时吸痰,吸痰动作轻柔,同时观察痰液性质; 套管口覆盖湿纱布,遵医嘱给予患者雾化吸入; 告知患者活动范围勿离开病区。

（6）T管护理指导: 观察患者T管是否在位、固定、通畅,如堵管观察患者呼吸情况,如有憋气症状,应立即取出堵管物,防止发生呼吸困难;如痰液黏稠,应遵医嘱用药或雾化吸入治疗。外出时应在T管上覆盖纱布,防止灰尘进入T管内。

(7)饮食指导:全麻术后4h后可进食温凉、半流质饮食。根据病情术后第2日可进食软食或普食。注意选择富含维生素、蛋白质饮食,禁食刺激性食物,放置喉膜患者可根据病情酌情给予软食或半流食。T管植入术后,观察患者进食有无呛咳。呛咳常与T管放置位置有关,呛咳严重者应及时通知医生;做好饮食指导,密切关注并保证入量。

(8)喉膜植入护理指导:嘱患者避免用力咳嗽、咳痰,防止喉膜脱落。观察患者颈前纽扣是否存在,连线是否松动,颈前敷料有无渗血,患者有无异常呼吸、憋气等。

(9)气管食管瘘观察指导:一旦发现,嘱患者立即停止经口进食。患者进食呛咳,食物经内套管咳出,经鼻饲多可自愈;瘘口较大者,需手术修补。

(10)并发症观察与护理指导:

1)出血:观察患者口腔和套管内分泌物颜色、性质和量。可表现为伤口局部渗血及活动性出血,询问患者有无憋气等不适,若出血量较多应及时通知医生。

2)感染:监测患者体温变化,观察伤口情况。观察患者术后切口周围皮肤是否红肿、缝线周围有无渗液、有无术后痰液黏稠不易咳出以及体温是否上升;当体温超过38.5℃时,及时通知医生进行处理;严格控制家属探视,防止发生交叉感染。

3)皮下气肿:观察套管周围有无皮下气肿及范围。套管周围皮肤可触及捻发音或握雪感,应观察皮下气肿范围及是否扩大,嘱患者勿用力咳嗽,轻者可自行吸收。

4)纵隔气肿和气胸:严密观察患者有无不适主诉。轻者可自行吸收,重者可出现呼吸困难,心前区或胸骨下疼痛等。

【出院健康指导】

1. 用药指导 嘱患者出院后,遵医嘱继续坚持口服出院带药等,并告知患者及家属其药物名称、目的、使用方法和药物不良反应;遵医嘱使用药物治疗的重要性,使其按时完成治疗。

2. 环境指导 保持室内湿度适宜、清洁,经常通风。行气管切开患者,鼻道缺乏对空气的滤过作用,空气中的细菌、尘埃可通过气管套管直接吸入,应避免出入人员较多场合。

3. T管护理指导 教会患者T管的自我护理。出院后,患者一般需要佩戴T管半年以上,告知患者每日清洁T管周围皮肤,并更换纱布,可用酒精棉球消毒T管周围皮肤,用生理盐水棉球擦除T管口处痰痂;外出时应在T管上覆盖纱布,防止灰尘进入T管内;遵医嘱堵管时,如有憋气症状,应立即取出堵管物,防止发生呼吸困难。

4. 提高机体功能 预防上呼吸道感染,提高机体抵抗力。调配饮食,积极治疗呼吸道炎症,适当进行体育锻炼,提高身体素质,避免剧烈活动和重体力劳动。

5. 复诊 嘱患者遵医嘱定期复诊。出院后如发现呼吸困难、声音嘶哑等症状,应及时就诊。

七、甲状舌管囊肿及瘘管切除术

【手术适应证】

适用于甲舌囊肿、瘘管无急性感染时;无论是囊肿或是瘘管,一经确诊,除在急性感染期外,均应尽早手术。一旦感染,将增加手术困难。4岁以下儿童,可推迟到4岁以后手术。

【围术期健康教育与康复指导】

1. 术前健康教育 参见咽喉科手术一般术前健康教育。

2. 术后健康教育

(1)体位指导:告知患者术后采取正确体位,全麻术后2~4h内,采取去枕平卧,避免呕吐物误吸入呼吸道发生窒息。

(2)颈部敷料护理指导:观察颈部伤口敷料有无渗血、渗液及渗出范围。询问患者有无局部伤口疼痛、肿胀感,嘱患者保持局部敷料干燥、清洁,并嘱患者颈部勿剧烈活动,如有异常及时通知医生处理。术后24~48h撤除引流条,皮肤创口术后5~7d拆除缝线。

(3)疼痛指导:观察患者疼痛部位、性质及持续时间,必要时给予患者贴敷降温或遵医嘱给予患者使用止痛药,正确指导饮食。

(4)饮食指导:指导患者合理进食。根据患者身体状况,进行个性化、有针对性地进食指导,以清淡、易消化、温凉软食为主,避免进食刺激性食物。注意饮食卫生,以免发生腹泻、腹胀等不适。

(5)负压引流护理指导:保持负压引流管通畅,引流管应做到"不扭曲、不牵拉、不鼓、不满、不高于术区"。更换负压引流器需严格无菌操作。引流器应始终保持负压状态,定时挤压引流管观察通畅情况,术后每日清理引流液或更换负压引流器,管道连接处用酒精进行消毒。

(6)引流液观察指导:观察并记录引流液的颜色、性质和量。一般术后当天渗液量较多,以后逐渐减少,颜色一般由红色转为粉红色、淡黄色。如引流液颜色持续鲜红且量较多有血凝块,应及时报告医生。

(7)拔管:引流管常规留置24~48h,拔管后观察患者有无不适主诉。拔管前观察引流液的颜色和量;如仅为少许淡黄色或淡粉色引流液时,医生拔出引流管继续加压包扎,观察患者有无局部异常疼痛、肿胀感,如有异常及时通知医生处理。

(8)安全指导:参见第四章第一节第二部分"鼓室成形术"术后教育中"安全指导"。

(9)并发症观察与护理指导

1)上呼吸道梗阻:严密观察患者呼吸情况。患者术后出血、口底血肿形成,可导致上呼吸道梗阻,危及生命;若口底肿胀明显,及时通知医生,必要时行紧急气管切开术,以防窒息。

2）出血：观察颈部伤口渗血、负压引流血性渗液情况。颈部敷料渗血面积逐渐扩大说明有活动性出血，负压引流器内引流液每小时超过50ml且伴有血凝块，应及时通知医生处理。

3）感染：观察颈部伤口渗液及负压引流液的性质，监测患者体温变化。观察体温是否升至38.5℃以上；询问患者是否存在异常疼痛，评估疼痛的性质、部位和持续时间；观察颈部敷料渗出液或颈部负压引流液颜色、性质和量，若有异常及时通知医生处理。

4）喉内神经损伤：观察患者有无声音嘶哑、呼吸困难等喉返神经损伤表现；有无进食、饮水呛咳、误咽等喉上神经损伤表现。此并发症临床上较少见，但也应做好观察，如发现异常及时通知医生。

【出院健康指导】

1. 用药指导　嘱患者出院后，遵医嘱继续坚持口服出院带药等，并告知患者及家属其药物名称、目的、使用方法和药物不良反应；遵医嘱使用药物治疗的重要性，使其按时完成治疗。

2. 饮食指导　患者恢复期饮食要求。恢复期应选择富含维生素、蛋白质食物，如新鲜水果、蔬菜、鱼、瘦肉，禁刺激性食物、禁烟酒，增强机体抵抗力，促进患者恢复。

3. 伤口观察指导　患者及家属出院后观察颈部伤口有无红肿、渗液、疼痛、发热等异常表现。如有异常及时来院就诊。

4. 功能锻炼　加强颈部功能锻炼，防止切口粘连及瘢痕收缩所致功能异常。

5. 复诊　出院后1个月后或遵医嘱门诊复诊，向患者及家属讲解复诊重要性，若有异常，及时就诊。

八、腮裂瘘管切除术

【手术适应证】

适用于鳃裂瘘管合并感染，炎症反复发作。

【围术期健康教育与康复指导】

1. 术前健康教育　参见咽喉科手术一般术前健康教育。

2. 术后健康教育

（1）体位指导：告知患者术后采取正确体位，全麻术后2~4h内，采取去枕平卧，避免呕吐物误吸入呼吸道发生窒息。

（2）饮食指导：告知患者术后4h可饮少量温水，根据患者的进食及身体状况，有针对性地对患者进行个性化教育，视情况给予流质或半流质饮食。

（3）病情观察指导：告知患者及家属要保持呼吸道通畅，出现呼吸困难及时通知医护人员，嘱患者注意保持伤口敷料包扎、牢固、清洁、干燥，防止感染。防止牵拉伤口，影响伤口愈合。

（4）口腔清洁：告知患者早晚刷牙，三餐后及每日睡前用漱口液含漱，保持口腔清洁，预防口腔感染。

（5）用药指导：术后需遵医嘱给予患者抗炎、消肿等药物治疗，向患者讲解药物名称、用药目的、使用方法及相关注意事项。

（6）安全指导：参见第四章第一节第二部分"鼓室成形术"术后教育中"安全指导"。

【出院健康指导】

1. 上呼吸道保护指导　指导患者注意保暖，多饮水，避免上呼吸道感染，以免影响伤口愈合。

2. 饮食指导　恢复期应禁烟禁酒、禁刺激性食物，选择富含维生素、蛋白质的饮食（如新鲜水果、蔬菜、鱼、瘦肉），增强机体抵抗力，促进患者康复。

3. 用药指导　对出院后需继续用药的患者，做好院外用药的指导，告知其药物名称、使用方法、时间和注意事项。告知患者遵医嘱正确使用药物的重要性，按时用药，不得随意停药、加量或减量。

4. 口腔清洁指导　患者出院后注意口腔卫生，按时刷牙，养成餐后漱口的习惯,保持口腔清洁。

5. 功能锻炼指导　伤口愈合(术后2~4d)后,可做颈部活动,防止切口挛缩。告知患者可轻轻点头、仰头、伸展和左右旋转颈部,做颈部全关节活动,每天练习。

6. 环境指导　环境应安静、舒适,保持温湿度适宜,注意通风,保持室内空气清新,避免感冒。

7. 复诊　注意局部清洁卫生,防止感染,如果感觉局部有隆起或破溃,及时就诊。

8. 心理指导　疾病恢复期间保持良好的心理状态,避免紧张、激动等情绪,以有利于疾病康复。

九、声带沟自体筋膜植入+脂肪填充术

【手术适应证】

适用于引起声门闭合不良、声带振动功能受限、出现明显声音嘶哑的病理性声带沟。

【围术期健康教育与康复指导】

1. 术前健康教育　参见咽喉科手术一般术前健康教育。

2. 术后健康教育

(1)体位指导:告知患者术后采取正确体位,全麻术后2~4h内,采取去枕平卧,避免呕吐物误吸入呼吸道发生窒息。

(2)饮食指导:告知患者术后4h后可适当进温凉半流食,避免刺激性食物及饮料,勿食用刺激性及过硬、过热食物,为避免术后出血。有基础疾病的患者需根据具体情况进行针对性饮食指导。

(3)病情观察指导:术后观察患者病情变化,特别是呼吸情况(气道梗阻)有异常及时通知医护人员进行处理。告知患者术后将口腔内分泌物吐出,术后可能出现少量血丝等现象,避免患者紧张;若有咯血、鲜血从口腔吐出等异常现象时,应及时通知医护人员。

（4）嗓音保健：指导患者术后遵医嘱绝对禁声2周，以避免填充物移位或被挤出。鼓励患者做深呼吸，防止声带粘连。

（5）口腔清洁：告知患者早晚刷牙，三餐后及每日睡前用漱口液含漱，保持口腔清洁，预防口腔感染。

（6）用药指导：术后需遵医嘱给予患者抗炎、抗水肿等药物输液、雾化吸入治疗，以收缩肿胀黏膜、抗炎、消肿、降低气道梗阻的可能性。向患者讲解药物名称、用药目的、使用方法及相关注意事项。

（7）安全指导：参见第四章第一节第二部分"鼓室成形术"术后教育中"安全指导"。

【出院健康指导】

1. 上呼吸道保护指导　患者注意保暖，多饮水，避免上呼吸道感染，以免影响伤口愈合。

2. 饮食指导　患者禁烟禁酒、禁刺激性食物，选择富含维生素、蛋白质的饮食（如新鲜水果、蔬菜、鱼、瘦肉），增强机体抵抗力，促进患者康复。

3. 用药指导　对出院后需继续用药的患者，做好院外用药的指导，告知其药物名称、使用方法、时间和注意事项。告知患者遵医嘱正确使用药物的重要性，按时用药，不得随意停药、加量或减量，需院外行雾化吸入治疗的患者，做好雾化器使用的指导。

4. 口腔清洁指导　患者出院后注意口腔卫生，按时刷牙，养成餐后漱口的习惯，保持口腔清洁。

5. 活动指导　指导患者出院后适当参加体育锻炼，增强机体抵抗力。4~6周内应尽量避免重体力劳动及剧烈活动。

6. 环境指导　环境应安静、舒适，保持温湿度适宜，注意通风，保持室内空气清新。

7. 复诊　告知患者出院后按医嘱定期复诊，以便医生了解手术恢复情况，期间如出现呼吸困难、疼痛等不适应及时就诊。

8. 心理指导 疾病恢复期间保持良好的心理状态,避免紧张、激动等情绪,以有利于疾病康复。

十、食管异物取出术

【手术适应证】

适用于临床上确诊或疑似食管异物者。

【围术期健康教育与康复指导】

1. 术前健康教育 参见咽喉科手术一般术前健康教育。

2. 术后健康教育

(1)体位指导:告知患者术后采取正确体位,全麻术后2~4h内,采取去枕平卧,避免呕吐物误吸入呼吸道发生窒息。

(2)饮食指导:疑有食管穿孔仍应禁食禁饮,则应胃管鼻饲流质饮食。伤口恢复后经医生检查同意方可进食,一般术后患者术后第二天宜进清淡的温凉半流质饮食(如牛奶、粥、稀饭),进食后若有吞咽剧痛,要立即停止进食,告知医护人员。无吞咽不适可逐步改为正常饮食。禁烟酒,禁刺激性食物。

(3)病情观察指导:告知患者注意术后体温变化及呼吸情况,若出现呼吸困难、皮下气肿、发热、局部疼痛加重,吞咽时呛咳及大量呕血或便血应及时通知医护人员进行处理。

(4)口腔清洁:术后漱口液含漱,必要时口腔护理,保持口腔清洁,预防口腔感染。

(5)用药指导:术后需遵医嘱给予患者抗炎、抗水肿等药物雾化吸入治疗,以收缩肿胀黏膜、抗炎、消肿、湿润呼吸道、减轻伤口疼痛、促进呼吸道内的分泌物排出等,向患者讲解药物名称、用药目的、使用方法及相关注意事项。

(6)安全指导:参见第四章第一节第二部分"鼓室成形术"术后教育中"安全指导"。

【出院健康指导】

1. 上呼吸道保护指导 患者注意保暖,多饮水,避免上呼

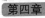

吸道感染,以免影响伤口愈合。

2. 饮食指导告知患者进食切忌匆忙,尤其是带有骨刺类的食物时,要仔细咀嚼,以防误咽,不宜用带刺或碎骨的鱼汤、鸡汤等与米、面混合煮食。

3. 安全指导

(1)睡前、全麻或昏迷患者,应将活动义齿取下。

(2)教育儿童改正将硬币及玩具等放在口中玩耍的不良习惯。

(3)误吸异物后,切忌强行用馒头、饭团、等方法试图将异物推下,以免加重伤,增加手术难度,应立即就医。

4. 用药指导对出院后需继续用药的患者,做好院外用药的指导,告知其药物名称、使用方法、时间和注意事项。告知患者遵医嘱正确使用药物的重要性,按时用药,不得随意停药、加量或减量,需院外行雾化吸入治疗的患者,做好雾化器使用的指导。

5. 口腔清洁指导患者出院后注意口腔卫生,按时刷牙,养成餐后漱口的习惯,保持口腔清洁。

6. 活动指导指导患者出院后适当参加体育锻炼,增强机体抵抗力。4~6周内应尽量避免重体力劳动及剧烈活动。

7. 环境指导环境应安静、舒适,保持温湿度适宜,注意通风,保持室内空气清新。

8. 复诊告知患者术后按时复诊的重要性,以便医生了解手术创面恢复情况,并及时对症进行处置。一般于出院1周后到门诊复诊,以后根据疾病恢复情况遵医嘱随诊。若有不适应及时就诊。

9. 心理指导疾病恢复期间保持良好的心理状态,避免紧张、激动等情绪,以有利于疾病康复。

十一、双声带外展麻痹术

【手术适应证】

适用于由于颈部及喉部各种外伤,喉部、颈部或颅底良、恶性肿瘤压迫等引起的双侧声带外展麻痹者。

【围术期健康教育与康复指导】

1. 术前健康教育 参见咽喉科手术一般术前健康教育。

2. 术后健康教育

(1)体位指导:告知患者术后采取正确体位,全麻术后2~4h内,采取去枕平卧,避免呕吐物误吸入呼吸道发生窒息。

(2)饮食指导:遵医嘱告知患者术后4h进食。有误咽现象者,告知患者进食黏稠食物,饮水时慢咽;无误咽者可进流食或清淡软食。因术中切除部分声带和杓状软骨,吞咽时声带闭合不全,部分患者会出现误咽,向患者讲解其原因,并告知患者一般1~2周好转,并嘱患者避免进食时与人交谈。

(3)用药指导:遵医嘱每日给予雾化吸入治疗。由于咽喉部软组织疏松,术中切除范围较大,术后出现不同程度的喉部水肿,每日用布地奈德混悬液雾化吸入治疗,以利于局部抗炎和减轻水肿,告知患者使用药物名称、作用和方法。

(4)病情观察指导:严密观察患者呼吸情况,保持呼吸道通畅,告知患者术后往往会出现不同程度的喉头水肿,可采取相关护理措施,如:抬高床头、按时给予雾化吸入、合理用声等利于水肿消退;教会患者正确吸痰方法,及时清理呼吸道分泌物,保持呼吸道通畅。

(5)口腔清洁:告知患者早晚刷牙,三餐后及每日睡前用漱口液含漱,保持口腔清洁,预防口腔感染。

【出院健康指导】

1. 病情观察指导 教会患者及家属学会如何观察患者呼吸情况,拔管后患者由于喉瘢痕狭窄可能再次出现呼吸困难,应及时就医。

2. 用声指导 指导患者出院后注意嗓音保护,避免过度用声。

3. 上呼吸道保护指导 嘱患者注意保暖,预防上呼吸道感染。嘱患者增加营养摄入,提高抵抗力,避免上呼吸道炎症引起局部炎症、水肿,影响伤口愈合。

4. 口腔清洁指导 注意口腔卫生,养成按时刷牙和餐后漱口的习惯,预防口腔疾患。

5. 环境指导 嘱患者及家属保持生活环境温、湿度适宜,多饮水,保持呼吸道湿润。

6. 复诊 嘱患者2~3周后或遵医嘱门诊复诊。如出现憋气、咽部不适等,随时就诊。

十二、腺样体切除+鼓膜打孔术

【手术适应证】

适用于腺样体肥大合并分泌性中耳炎反复发作者。

【围术期健康教育与康复指导】

1. 术前健康教育 参见咽喉科手术一般术前健康教育。

2. 术后健康教育

(1)体位指导:告知患者术后采取正确体位,全麻术后2~4h内,采取去枕平卧,避免呕吐物误吸入呼吸道发生窒息。

(2)饮食指导:告知患者术后4h可进饮食,次日视病情改为普食,禁食刺激性及过硬、过热食物,以免刺激咽部及耳部疼痛和出血。

(3)病情观察指导:术日嘱患儿勿哭闹、勿用力咳嗽,禁擤鼻、打喷嚏避免引起伤口出血。勿挖耳或使耳朵进水,以防术后感染。

(4)口腔清洁:告知患者早晚刷牙,三餐后及每日睡前用漱口液含漱,保持口腔清洁,预防口腔感染。

（5）用药指导：术后需遵医嘱给予患者抗炎、促进分泌物排出等药物，向患者讲解药物名称、用药目的、使用方法及相关注意事项。

（6）安全指导：参见第四章第一节第二部分"鼓室成形术"术后教育中"安全指导"。

【出院健康指导】

1. 上呼吸道保护指导　指导患者注意保暖，避免受凉，预防上呼吸道感染，以免影响伤口愈合。

2. 饮食指导　恢复期禁烟禁酒、禁刺激性食物，选择富含维生素、蛋白质的饮食（如新鲜水果、蔬菜、鱼、瘦肉），增强机体抵抗力，促进患者康复。

3. 用药指导　对出院后需继续用药的患者，做好院外用药的指导，告知其药物名称、使用方法、时间和注意事项。告知患者遵医嘱正确使用药物的重要性，按时用药，不得随意停药、加量或减量。

4. 口腔清洁指导　患者出院后注意口腔卫生，按时刷牙，养成餐后漱口的习惯，保持口腔清洁。

5. 活动指导　指导患者出院后适当参加体育锻炼，增强机体抵抗力。患耳防止碰撞，半年内禁止游泳。

6. 环境指导　环境应安静、舒适，保持温湿度适宜，注意通风，保持室内空气清新。

7. 复诊　告知患者术后按时复诊的重要性，以便医生了解手术创面恢复情况，并及时对症进行处置。一般于术后2~3周后到门诊复诊，以后根据疾病恢复情况遵医嘱随诊。期间如出现出血、疼痛加剧等不适应及时就诊。

8. 心理指导　疾病恢复期间保持良好的心理状态，避免紧张、激动等情绪，以有利于疾病康复。

第四节　头颈科健康教育与康复指导

一、头颈科手术一般健康教育与康复指导

【手术适应证】

适用于喉部良性、恶性肿瘤以及甲状腺肿物、腮腺肿物及鼻部肿物等。

【围术期健康教育与康复指导】

1. 术前健康教育

（1）术前常规准备

1）饮食护理：增加营养，多进高蛋白、高热量、高维生素的食物。

2）呼吸道准备：保暖，预防感冒，必要时应用抗生素预防感染。

3）术前常规检查项目：血常规，尿常规，生化全项，APTT+PT，HBsAg，HIV，HCV，梅毒抗体，心电图，胸部X线，CT等检查。

（2）术前准备

1）保持口腔清洁。

2）询问过敏史，遵医嘱做抗生素皮试过敏试验，记录结果。皮试试验阳性者，应在病历中注明，并及时通知医生。

3）胃肠道准备：全麻手术术前需禁食水6~8h，必要时插胃管，防止全身麻醉所导致的吸入性肺炎、窒息等。

4）告知患者沐浴、剪指（趾）甲，保持全身清洁；检查患者指（趾）甲，如有指甲油等应协助清除，以免影响术中血氧饱和度的监测；男性患者剃净胡须，女性患者勿化妆、佩戴饰物，头部不要戴发卡等硬物。

5）必要时遵医嘱于术前晚给予口服镇静剂，以保证充足睡眠，确保手术顺利进行。

6)手术指导: 向患者介绍手术名称及简单过程、麻醉方式、术前准备的目的及内容、术前用药的作用,并向患者讲解术后可能出现的不适及需要的医疗处置,使患者有充分心理准备,鼓励其表达自身感受,耐心解释,解除顾虑,促进患者术后的康复。

(3)术晨准备: 告知患者手术日早晨排空大小便; 禁饮禁食; 病号服需贴身穿着; 取下义齿及隐形眼镜,将首饰及贵重物品交予家属妥善保管,不能取下的手镯等告知医生和手术室交接人员; 将病历、影像学资料带入手术室; 有特殊病情患者需告知其做好相应准备,如哮喘患者备好哮喘喷雾剂,高血压患者提前服药,糖尿病患者停用降糖药物等,与手术室人员进行患者、药物核对后,送入手术室。为患者配戴手术核查腕带,检查患者腕带信息是否清楚,准确,齐全,以便术中进行患者身份识别。

2. 术后健康教育

(1)体位指导: 告知患者术后采取正确体位,全麻术后2~4h内,去枕平卧,避免呕吐物误吸入呼吸道发生窒息。

(2)给予患者氧气吸入,以加速麻药的代谢。若出现恶心、呕吐等,告知患者及家属不必紧张,如实向医护人员反应,观察是否为麻药的副作用。

(3)生命体征监测: 密切观察患者病情变化,如生命体征、出血、渗血及其他并发症等情况,如有异常应及时通知医生处理。

(4)管路护理: 妥善固定好各个管路,如胃管、尿管、引流管等,密切观察引流的量、颜色及性状,并详细记录,做好管路护理。

(5)饮食护理: 术后4h伤口无明显的出血、渗血可进温凉半流食,后逐步过渡到正常饮食。

(6)口腔护理: 术后应保持口腔清洁,护士要定时督促患者使用盐水漱口或遵医嘱为患者行口腔护理。

(7)嘱患者避免剧烈运动、情绪激动,防止伤口开裂。

（8）遵医嘱给予抗炎、抗水肿、止血等对症治疗。

（9）并发症的观察

1）感染：监测患者生命体征，若体温升高至38.5℃以上或患者主诉伤口突然异常疼痛，且切口周围皮肤红、肿，热、痛应及时通知医生予以对症处理。

2）出血：密切观察伤口敷料是否干净，口腔及鼻腔分泌物的性质、量及颜色是否正常。若发现大量出血、渗血等，应及时通知医生处理。

3）呼吸困难：观察患者呼吸的频率、节律、深浅度，呼吸道内分泌物的颜色、量和性质。若发现异常，应及时清除呼吸道内分泌物，同时通知医生予以处理。

【出院健康指导】

1. 加强体育锻炼，增强体质，注意季节变化，预防感冒。

2. 给予高蛋白、高热量、高维生素饮食，加强营养。

3. 保持良好的心态，术后1个月内避免做剧烈运动。

4. 保持口腔清洁，经常用温盐水漱口，预防口臭及感染。

5. 由于术后误咽入一些血液，术后黑色大便是正常现象，一般4~5d会恢复正常，反之，则应及时到医院就诊。

6. 术后1个月内应避免吃刺激性及表皮坚硬的食物，以免划伤伤口造成出血。

7. 告诫患者应戒烟、戒酒，不能长期坚持者，也应在术后2个月内戒烟、酒。避免大声说话、咳嗽，以免引起伤口出血。

8. 若体温持续不降，或体温高于38.5℃，应及时到医院就诊，防止延误病情。

9. 定期复诊，及时换药，观察切口恢复情况，早日康复。

二、CO_2激光术

【手术适应证】

适用于声门型癌（Tla、Tlb，病变局限者），呼吸道乳头状瘤，声带息肉,声带角化,声带白斑及淀粉样变,部分喉先天性疾病如喉噗,声门狭窄,喉邻近器官如舌根病变,下咽病变如会厌囊肿,舌扁桃体肥大。

【围术期健康教育与康复指导】

1. 术前健康教育　参见头颈科手术一般术前健康教育。

2. 术后健康教育

(1)体位指导:体位指导:告知患者术后采取正确体位,全麻术后2~4h内,采取去枕平卧,避免呕吐物误吸入呼吸道发生窒息。

(2)饮食指导:告知患者术后4h可饮少量温水,如无呛咳、恶心等不适,可适当进温凉流食,勿食用刺激性及过硬、过热食物。对术中创面较大的患者,为避免术后出血,术后4h后可酌情进冷流食,再根据患者创面恢复情况,逐步改为进温凉食物、半流食、软食。有基础疾病的患者需要根据具体情况进行针对性饮食指导。

(3)病情观察指导:评估患者自主呼吸、意识恢复情况,注意观察患者有无憋气、咯血。评估患者口腔内分泌物的颜色、性质、量及渗血部位,告知患者术后将口腔内分泌物吐出,并告知患者术后可能出现少量血丝等现象,避免患者紧张,若有咯血、鲜血从口腔吐出等异常现象及时通知医护人员处理。严密观察呼吸道通畅情况,密切观察患者呼吸频率、节律、深浅度,观察口腔内分泌物的性质,分泌物黏稠且量多时,指导患者及时咳出,教会患者正确咳痰。

(4)口腔清洁:口腔清洁对于增进食欲,预防局部感染,促进患者恢复有重要作用,告知患者早晚刷牙,三餐后及睡前用漱口液含漱。

(5)用药指导:术后需遵医嘱给予患者抗炎、抗水肿、止血等。雾化治疗可以预防感染、减轻黏膜水肿、减少出血、湿润呼吸道、减轻伤口疼痛、促进呼吸道内的分泌物排出。有胃酸反流者,遵医嘱指导其正确使用抑制胃酸类药物,向患者告知用药名称、目的、使用方法及相关注意事项。

(6)嗓音保健: 指导患者术后按要求合理用声,嘱家属做好患者休声期的监督工作。声带息肉切除术后患者休声2周,休声期间向患者强调不要耳语说话; 声带白斑、角化、淀粉样变等患者术后可适当说话或遵医嘱用声,防止术后声带粘连; 声带小结术后噤声时间不宜过长,以1周左右为宜,因早期非张力性发声,能使覆盖在声韧上的残留黏膜发生自由振动,促进声带运动性愈合,防止粘连; 喉乳头状瘤、舌根淋巴组织增生等手术范围不涉及声带,患者术后无须禁声。强调合理用声的重要性,患者术后康复过程中,日常正确发音方法和良好用声习惯是减少术后复发的关键,根据患者病情正确指导发音。

(7)安全指导: 参见第四章第一节第二部分"鼓室成形术"术后教育中"安全指导"。

【出院健康指导】

1. 下呼吸道保护指导　指导患者注意保暖,多饮水,积极治疗咽喉反流疾病及鼻咽下呼吸道感染,以免影响伤口愈合,减少术后复发。

2. 饮食指导　告知患者恢复期应选择富含维生素、蛋白质食物,如新鲜水果、蔬菜、鱼、瘦肉等,禁食刺激性食物,禁烟酒,增强机体抵抗力,促进患者康复。

3. 用药指导　对出院后需继续用药的患者,做好院外指导用药,告知其药物名称及目的、使用方法和药物的不良反应,及遵医嘱使用药物的重要性。需院外行雾化吸入治疗的患者,做好雾化器使用的指导。

4. 口腔清洁　嘱患者出院后注意口腔卫生。嘱患者按时刷牙,养成餐后漱口的习惯,保持口腔清洁。

5. 环境指导　创造良好的休养环境,环境应安静、舒适,保持温湿度适宜,注意通风,保持室内空气清新。

6. 复诊 嘱患者按时复诊的重要性,激光手术声带恢复需1~3个月,若患者恢复期间出现渐进性的呼吸困难、发音无力、声音嘶哑、音调改变等症状时,应及时复诊。

7. 康复指导 指导患者出院后注意嗓音保护,避免过度用声,指导患者出院后进行深呼吸练习,6次/d,保持一周,使声带尽量展开,防止术后伤口粘连和瘢痕形成。

8. 心理指导 保持良好心态,利于疾病康复。

三、气管切开术

【手术适应证】

1. 预防性

(1)对可能出现呼吸道梗阻或下呼吸道分泌物阻塞的疾病,气管切开作为辅助治疗方法。

(2)神经系统病: 由于病变侵及呼吸中枢,使呼吸反射障碍而出现呼吸困难,如传染性多发性神经炎、延髓型脊髓灰质炎、重症肌无力、脑血管疾病等。

(3)不能经口插管者,可经气管插管麻醉。

(4)对于某些口腔、鼻咽、颌面、咽、喉部大手术,为了进行全麻,防止血液流入下呼吸道,保持术后呼吸道通畅,可施行气管切开。

(5)有些破伤风患者容易发生喉痉挛,也须考虑预防性气管切开,以防发生窒息。

2. 治疗性

(1)3~4度喉梗阻: 由喉部炎症、肿瘤、外伤、异物等引起的严重喉阻塞。

(2)下呼吸道分泌物阻塞者: 由于咳嗽反射消失或因疼痛而不愿咳嗽,分泌物潴留于下呼吸道,妨碍肺泡气体交换,使血氧含量降低,二氧化碳浓度增高,气管切开后,吸净分泌物,改善了肺泡之气体交换。同时,术后吸入的空气不再经过咽、喉部,减少了呼吸道死腔,改善了肺部气体交换,也有利于肺功能的恢复。此外,气管切开后也为使用人工辅助器提供了方便。

（3）取气管异物:气管异物经内镜下钳取未成功,估计再取有窒息危险,或无施行气管镜检查设备和技术者,可经气管切开途径取出异物。

（4）颈部外伤伴有咽喉或气管颈段食管损伤者,对于损伤后立即出现呼吸困难者,应及时施行气管切开,无明显呼吸困难者,应严密观察,作好气管切开手术的一切准备。一旦需要即行气管切开。

【围术期健康教育与康复指导】

1. 术前健康教育　参见头颈科手术一般术前健康教育。

2. 术后健康教育

（1）卧位护理:全麻患者术后2~4h即可垫枕。若为局麻,术后可不必去枕。

（2）饮食护理:局麻行气管切开患者,饮食无特殊要求。术后即可由护士协助患者进少量流质饮食,若无呛咳即可进普食,其他患者可根据具体手术要求进食。鼓励患者有效地咳嗽、咳痰。鼓励患者多饮水。

（3）病情观察指导:勤巡视病房,注意患者伤口情况及套管通畅情况,若患者术后分泌物较多,应随时为患者吸出,注意分泌物的颜色、量。

（4）气管套管护理:每日观察并调节患者颈部套管系带的松紧度和牢固性,以伸进一指为宜,皮下气肿消退后重新系好。

（5）环境护理:室内保持适当温度和湿度:温度在22℃左右和湿度在60%以上。

（6）伤口护理:每日气管切开换药一次,更换套管垫布,无菌操作,及时吸除分泌物,更换被浸湿的垫布,按医嘱使用抗生素,观察体温、切口、敷料、气管内分泌物性质和量。

（7）防止再次发生呼吸困难,如果发生再次呼吸困难,考虑:

①套管内管阻塞：迅速拔除内管；②套管外管或下呼吸道阻塞：吸除套管内深处分泌物；③套管脱出：套管太短、固定带子过松、气管切口过低、颈部肿胀或开口纱布过厚、皮下气肿及剧烈咳嗽等，均可导致套管脱出。

（8）拔管：①待喉阻塞或下呼吸道分泌物解除，全身情况好转后，即可考虑拔管。②拔管前先堵管24~48h，严密观察。③长期带管者，由于切开部位上皮长入瘘孔内与气管黏膜愈合，形成瘘道，故应行瘘孔修补术。

（9）并发症的护理

1）皮下气肿：是术后最常见的并发症，多发生于手术中，或出现于术后12~24h。患者可以没有自主感觉或出现局部胀满的感觉，气肿发生的部位可见局部皮下组织肿胀，触按有捻发音、爆裂音、握雪感等典型症状。轻者仅局限切口附近，重者可延及枕、颌、面、胸、腹、背等部位。与气管前软组织分离过多，气管切口外短内长或皮肤切口缝合过紧有关。自气管套管周围逸出的气体可沿切口进入皮下组织间隙，沿皮下组织蔓延，气肿可达头面、胸腹，但一般多限于颈部。少量的皮下气肿可不处理，或拆除气管切开周围的部分缝线时，皮下气肿常可自行消失。严重的皮下气肿可以局部切开皮肤，减轻气肿对伤口和循环系统的影响。

2）纵隔气肿：是严重的并发症。小儿多见。常与皮下气肿、气胸同时存在或先后发生。轻者症状不明显，重者压迫心包和腔静脉影响血液循环，威胁生命。早期不易诊断，胸片有时也难以发现，纵隔气肿已较为广泛时才出现症状。手术中过多分离气管前筋膜，气体沿气管前筋膜进入纵隔，形成纵隔气肿。轻者可密切观察，无需处理，重者可穿刺抽气或在气管切开处抽气，或封闭排气，或人工气胸排气，应缓慢排气，防止压力突变而发生气栓、肺损伤、休克等。

3）感染：可表现为气管支气管炎、肺炎或全身感染。与患者体弱,术后排痰不畅;医疗器械清洁消毒不彻底,吸痰时无菌操作不严格,病室内空气、环境的污染可成为感染源等。临床上出现肺部感染应作细菌培养及药物敏感试验,选用敏感抗生素;加强对病室环境、气管套管的消毒;加强吸痰和排痰。

4)出血:术中伤口少量出血,可经压迫止血或填入明胶海绵压迫止血,若出血较多,可能有血管损伤,应检查伤口,结扎出血点。

5)拔管困难:手术时,若切开部位过高,损伤环状软骨,术后可引起声门下狭窄。气管切口太小,置入气管套管时将管壁压入气管;术后感染,肉芽组织增生均可造成气管狭窄,造成拔管困难。此外,插入的气管套管型号偏大,亦不能顺利拔管。有个别带管时间较长的患者,害怕拔管后出现呼吸困难,当堵管时可能自觉呼吸不畅,应逐步更换小号套管,最后堵管无呼吸困难时再行拔管。对拔管困难者,应认真分析原因,行X线检查或CT、喉直达、气管镜或纤维气管镜检查,根据不同原因,酌情处理。

6)气管食管瘘:少见。在喉源性呼吸困难时,由于气管内呈负压状态,气管后壁及食管前壁向气管腔内突出,切开气管前壁时可损伤到后壁。较小的、时间不长的瘘孔,有时可自行愈合,瘘口较大或时间较长,上皮已长入瘘口者,只能手术修补。

7)伤口感染:气管切开是一个相对污染的清洁切口。但很快院内菌株就会在伤口生长,通常为假单胞菌和大肠杆菌。因为伤口是开放性的,有利于引流,所以一般不需要预防性使用抗生素。真正发生感染极少见,即使感染只需局部治疗。只有当出现伤口周围蜂窝织炎时才需要抗生素治疗。

8)气管插管移位:早期插管移位或过早更换插管有引起通气障碍的危险。多层皮下筋膜、肌肉束及气管前筋膜彼此重叠,很容易使新形成的通道消失。如果不能立即重新找到插管的通道,应马上经口气管插管。将气管插管两侧的胸骨板缝于皮肤上可防止插管移位。气管切开处两端气管软骨环上留置的缝线在术后早期可以保留,一旦发生插管移位时,可帮助迅速找回插管通道。术后5~7d各层筋膜可以愈着在一起,此时更换气管插管是安全的。

9)误吸:与气管切开有关的主要吞咽问题是误吸。机械因素和神经生理学因素都可以造成不正常吞咽。机械因素包括:喉提升能力减弱;气管插管套囊压迫并阻塞食管,使食管的内容物溢入气道。神经生理学因素包括:喉的敏感性下降导致保护性反射消失;慢性上呼吸道气体分流引起喉关闭失调。减少误吸最主要的是加强术后护理。

【出院健康指导】

1. 介绍气管切开后注意事项及各项操作时的配合,如吸痰、气管滴药时可能造成的不适等,应适当忍受。不能自行拔管,让患者知道气管切开通道是目前维持生命治疗疾病的重要管道。

2. 对有书写能力者,主要以文字方式表达意愿,准备一块写字板让患者书写;对失去书写能力者,应由护士将有关内容分类写在写字板上;对不识字者可用肢体语言进行表达。

3. 针对患者的文化程度进行健康教育指导:查阅病历,向主管医生和家属了解情况,针对患者的意识状态、接受程度和对气管切开的反应进行教育,如年轻女性比较注意外表形象,担心气管切开伤口影响外形,应告诉患者其他掩饰方法,如穿高领衣服等。老年人反应慢、理解能力下降,应耐心反复讲解。知识层次高的人教育的内容可以深一些,包括有关解剖生理知识等。请气管切开的患者来做现身说教,同时让家属给予安慰。

4. 出科后采用定期回访制,患者出科后出现健康问题,应随时与病房护士联系,并告知定期复诊。

四、喉部肿瘤(全喉、半喉)切除术

【手术适应证】

1. **垂直喉部分切除术**　适用于一侧声带癌累及喉室、室带,但未累及声门下,病变前后均为超过中级者。

2. **声门上水平喉部分切除术**　适用于声门上型喉癌,但声带、甲状软骨构区未受侵犯者。

3. **水平垂直喉部分(3/4喉)切除术**　适用于声门上喉癌已侵犯一侧声带或声带癌已侵犯声门上区,但对侧声带无病变或仅前1/3受侵犯者。

4. **喉次全切除术**　适用于声门型喉癌,T_2~$T_3N_0M_0$的病变,侵犯双侧声带,一侧声带固定或声带癌侵犯喉室或声门下,会厌、杓状软骨未受侵犯。

5. **喉全部切除术**　适用于以下疾病。

(1)声门型癌已侵犯对侧声带、声门上区或声门下区。

(2)声门上型喉癌侵犯会厌、舌根,向下侵犯声带。

(3)声门下型喉癌侵犯声带且伴有一侧声带活动受限或固定者。

(4)喉癌侵犯会厌前间隙、甲状软骨骨板、环甲膜。累及喉外软组织者。

(5)下咽癌累及环后。

6. **颈淋巴结清扫术**　适用于以下疾病:

(1)头颈部原发癌已被控制或预计在手术中能同时将原发癌切除。

(2)临床上已证实有淋巴结转移,或某些易发生早期颈淋巴结转移的癌肿。

(3)估计手术能彻底清除者。

(4)患者全身情况尚好,无严重内脏器质性病变,颈部皮肤无严重放射线损伤的病例。

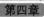

【围术期健康教育与康复指导】

1. 术前健康教育　参见头颈科手术一般术前健康教育。

2. 术后健康教育

（1）体位指导：告知患者术后采取正确体位，全麻术后4~6h内，采取去枕平卧，避免呕吐物误吸入呼吸道发生窒息。水平部分喉切除术后需颈肩垫枕，保持头前倾30°；头面部肿胀时，给予患者半卧位或头抬高位。

（2）密切观察患者病情变化，如生命体征、呼吸、出血、渗血、咯血及其他并发症等情况。若有异常应及时通知医生处理。遵医嘱给予抗炎、化痰、保护胃等输液治疗。

（3）气管套管护理：现场示范清洗消毒气管套管流程，气管套管每天清洗消毒两次（堵管患者每天一次）。检查调整套管系带松紧，以容纳一指为宜，防止脱管。勿自行调节系带的松紧，出现脱管或呼吸困难及时通知医生。

（4）伤口敷料护理：每日更换气管套管垫1次。将脏的气管套管垫取下，观察造瘘口周围有无红肿、渗出以及分泌物的颜色、性质，以75%的酒精棉块擦拭套管周围皮肤，生理盐水棉块擦拭套管柄，然后将消毒好的气管套管垫垫好，以胶布固定。

（5）负压引流管护理：引流管能够把手术部位的淤血引流出来，利于切口的愈合。保持引流管固定牢固且通畅，勿扭曲、打折、脱落。观察引流液颜色、性质及量，并做好记录，引流量一般术后不超过200ml/日为正常，引流量过多则提示有活动性出血，过少提示引流管阻塞、脱出或侧孔外露，应及时通知医生，给与处理。拔管指征一般为术后48~72h，引流量小于10ml，引流液颜色清（淡黄色或淡粉色）。

（6）饮食护理：全喉或半喉切除术患者，术后禁食水，一般给予胃肠减压12h，胃肠减压停止后遵医嘱给予患者鼻饲流质饮食，鼻饲液温度38~40℃，浓度从低到高，首次不宜超过50ml，速度宜慢，如患者无不适合主诉，可增加至80~100ml，之后可视情况逐渐加量,但最大量不宜超过200ml,两次鼻饲间隔2h。详细了解患者进食情况,根据出入量情况及时调整饮食。

(7)口腔护理:术3d患者进行口腔护理,3d后协助患者每日4次漱口液漱口,保持口腔清洁,预防口腔感染。

(8)呼吸道护理:观察呼吸,保持套管通畅,进行有效吸氧,观察痰液的颜色、黏稠度,给予对症处理。气管套管内定时滴入湿化液(由生理盐水和灭菌注射用水按照1∶1的比例配制);用湿纱布遮盖套管口,以增加湿度;每日遵医嘱给予雾化吸入4~6次,以稀释痰液;定时翻身叩背,以利于排痰,防止形成痰痂。

(9)胃管护理:保持胃管通畅,指导患者及家属胃管进食方法,根据恢复情况2周后可撤除胃管,遵医嘱鼓励水平喉和次全喉患者多练习吃软食,将食物调成较厚的糊状(如藕粉、蒸蛋、浸湿的馒头或蛋糕),逐渐改为半流质、普食。如果发生咽瘘,鼻饲管应保留至咽瘘愈合。

(10)环境护理:室温以20~22℃为宜,湿度以80%以上为宜,可以采取地面洒水、应用空气加湿器等方法。

(11)生活护理:保持床单位整洁;减少陪护探视人员;定时翻身叩背,预防压疮;保持大便通畅,遵医嘱给予药物干预。

(12)心理护理:加强与患者及家属的交流,了解患者的感受,找出患者恐惧、焦虑的原因,对因进行心理疏导。给予现场指导,文字、卡片等详细介绍,解除患者的恐惧、焦虑情绪。

(13)吞咽训练:声门上水平半喉切除后,患者多需经一定时间的吞咽训练才能正常进食而不发生误吸。训练方法为:患者取半卧位,深吸气后屏住呼吸,然后进一小口食物,吞咽3次,最后做咳嗽清喉动作,将停留在声门处的食物咳出。若为垂直半喉切除术,左侧切除患者吞咽时头部向右偏,右侧切除者向左侧偏。

(14)并发症观察

1)感染:监测患者生命体征,若体温升至38.5℃或患者主诉伤口突然异常疼痛,且切口周围皮肤红、肿,应及时通知医生予以处理。

2)出血:常发生在术后24h内,观察伤口敷料是否干净,口腔及鼻腔内分泌物的性质、量及颜色。若发现出血不止,勿将口中分泌物咽下,在不妨碍呼吸的原则下可用纱布压迫止血并立即通知医生。

3)呼吸困难:观察患者呼吸的频率、节律、深浅度,呼吸道内分泌物的颜色、量和性质。若发现异常,应及时清除呼吸道内分泌物,同时通知医生予以处理。

4)瘢痕及粘连:观察发音状况,是否出现声音嘶哑。

5)气管食管瘘:观察进食后呛咳的情况,讲解呛咳原因做好心理护理,引导患者多练习,掌握进食要领,观察有无气管食管瘘。

【出院健康指导】

1. 掌握正确清洗消毒气管内套管及更换气管套管垫法　出院前给患者备好套管刷、无菌纱块数包及胶布等。指导去医药公司购买剪刀、75%酒精、生理盐水及、84消毒液等用物。

2. 更换气管套管垫的方法　用75%的酒精棉块消毒套管周围皮肤,生理盐水棉块消毒套管柄,将清洁的纱布垫于套管柄下,调节套管系带松紧度,以伸进一手指为宜。

3. 指导家属取出和放入内套管的方法　取内套管时应一手按住外套管的双耳,另一手旋开管口的活瓣,再将内套管取出,操作要轻柔,防止因套管系带断裂致套管脱出,引起呼吸困难。并告之家属保留好套管管芯。内套管消毒,每日2次。

4. 湿化气道方法　内套管固定后,每天向内套管内滴气道湿化液(由生理盐水和灭菌注射用水按照1:1的比例配制),防止痰液黏稠、干燥不易咳出、结痰痂后影响通气。增加液体摄入,保持呼吸道黏膜湿润,保持一定的室内空气湿度和温度,可用加湿器等防止呼吸道干燥分泌物结痂。套管口可用纱布遮盖,防止冷空气、沙尘刺激呼吸道,防止异物吸入。

5. 进行有效吸痰　凡呼吸时套管内传出响声,则表示套管内有黏稠、不易咳出的分泌物,要随时将痰吸出。擦痰时,切忌将棉签、卷筒纸等塞入套管内,以免造成气管异物。必要时可指导购买雾化机,并将雾化用药的药名及配制方法制成卡片交给患者,并指导雾化管道及药杯的消毒方法。

6. 禁止做水上运动,禁止洗沐浴,宜温水盆浴。

7. 加强营养,饮食宜清淡,少量多餐,禁烟酒,忌辛辣、过硬、过大的食物,倡导健康的生活理念。

8. 适当参加体育锻炼,增强体质,预防呼吸道感染,少到人群集中的地方。

9. 进食易呛咳的患者继续做吞咽训练,逐渐摸索出最适宜的吞咽位置; 避免吞食过急和进食时谈笑。

10. 鼓励患者坚持发声训练,增强其恢复语言功能的信心。全喉切除患者,术后半年可进行食管发音训练或人工喉发音训练。

11. 出院后第1、3、6、12个月定期随访,期间如有造口红肿或肉芽生长、进食梗阻感、呼吸不畅或颈部淋巴结异常,应及时就诊。

五、颈部淋巴结清扫术

【手术适应证】

颈淋巴结清扫术有治疗性或预防性两种,手术可以与原发灶同时切除成为联合根治术,或与原发灶分期切除。具体适应证如下:

1. 原发灶已经控制或能同时切除,而颈部有淋巴结转移者。口腔癌、喉癌、下咽癌或甲状腺癌往往是原发灶和颈淋巴结清扫术一期完成即所谓的联合根治术。

2. 有口腔癌、唾液腺癌等分化差的癌肿,即使颈部未扪及肿大淋巴结,也应行预防性颈淋巴结清扫术。

3. 颈部转移性淋巴结术前经过非手术治疗后有残留或复发。

4. 原发灶不明的颈部淋巴结转移癌(但考虑原发灶可能位于锁骨水平以上)。

【围术期健康教育与康复指导】

1. 术前健康教育 参见头颈科手术一般术前健康教育。

2. 术后健康教育

(1)体位指导:告知患者术后采取正确体位,全麻术后平卧2~4h后给予患者半卧位,床头抬30°~45°,以利于头部静脉回流和负压引流。

(2)饮食指导:告知患者术后4h可饮少量温水,如无呛咳、恶心等不适,术后4h后可酌情进冷流食,逐步改为进温凉流食、半流食、软食。以高热量、高蛋白、丰富维生素、清淡、低脂食物为主,勿食用刺激性及过热、过硬食物。有基础疾病的患者需根据具体情况进行针对性饮食指导。

(3)病情观察指导:告知患者若颈部伤口肿胀,局部红、肿、热、痛或引流量增多,手足麻木或抽搐,进食出现呛咳或声音嘶哑应立即通知医生进行处理。

(4)负压引流:向患者讲解负压引流的目的,配合治疗和护理。指导患者固定负压引流的正确方法。告知患者活动要慢,不要扭动头颈部,勿牵拉引流管,固定牢固,防止引流管扭曲、打折、脱出,以免影响引流效果,影响伤口愈合;嘱患者勿自行撤除负压装置。

(5)疼痛教育:疼痛常导致患者睡眠不足,让患者了解有关疼痛和止痛的知识,消除思想顾虑,增强战胜疾病的信心。

(6)安全指导:参见第四章第一节第二部分"鼓室成形术"术后教育中"安全指导"。

【出院教育与康复指导】

1. 上呼吸道保护指导 指导患者注意保暖,多饮水,避免上呼吸道感染,以免影响伤口愈合。

2. 饮食指导　合理饮食,戒烟戒酒,勿食刺激性饮食,多食高蛋白、高维生素饮食。

3. 肩部功能锻炼指导

(1)颈部两侧锻炼:头部缓缓向两侧倾斜,尽可能触及肩部。

(2)颈部前屈后仰锻炼:低头使下颌接触胸部,再抬头后仰。

(3)肩部摆动锻炼:将对侧手放在椅或凳上,腰稍弯摆动术侧肩及臂,自左向右再恢复至原位;摆动肩及臂,由前向后;旋转肩及臂,向前再向后,旋转幅度逐渐加大,并抬高至尽可能舒适的高度。

(4)肩关节旋转锻炼:在镜前进行,坐直放双手于胸前,肘关节成直角,肘向后外展,肩向后旋转并使肘恢复至原来的位置。

(5)肩关节抬高锻炼:使全身放松,手臂在肘缘交叉,对侧手支持术侧肘,并缓缓耸肩,注意用手协助抬高肩及臂,对恢复力量很重要。对于上臂外展受限,一般不超过40°,手臂仅能抬高过头顶,影响患者生理和劳动能力的患者,可指导其站立时将患侧肘部用三角巾悬吊或用健侧手臂抬扶,坐时用枕垫高约20cm或放在椅子的扶手上,防止肩部牵拉,随时注意使患肘高于健侧,以矫正肩下垂的趋势。教会家属在协助运动时观察患者的表情,以便患者控制好力度。

4. 活动指导　指导患者出院后适当参加体育锻炼,增强机体抵抗力。4~6周内应尽量避免重体力劳动及剧烈活动。

5. 环境指导　给予患者安排安静、舒适的休养环境,定期开窗通风,避免上呼吸道感染。

6. 复诊　向患者讲解复诊的重要性,定期复诊。出院后患者半年内分别于第1个月、第3个月、第6个月、第12个月复诊一次,一年后每年复诊一次;在此期间有病情变化,如发现颈部有包块、呼吸困难、吞咽困难等不适,及时就诊;遵医嘱做好放疗、化疗等综合治疗,注意血象改变情况,如有异常,及时就诊。

7. 心理指导　疾病恢复期间保持良好的心理状态,避免紧张、激动等情绪,以有利于疾病康复。

六、全喉、全下咽、全食管切除胃代食管术

【手术适应证】

适用于下咽癌侵犯食管引起的环形缺损、食管的化学性腐蚀、食管癌。

【围术期健康教育与康复指导】

1. 术前健康教育

(1)疾病教育:告知患者疾病相关知识及简单手术方式,包括疾病的发生发展过程、治疗原则、预后等,使患者配合治疗和护理,做好手术的心理准备。

(2)术前检查:告知患者术前准备所需的常规检查及专科检查,如频闪喉镜、电子喉镜、纤维喉镜检查、肺功能、颈部CT、MRI、胃镜、下咽及食管造影。向患者及家属讲解术前检查的目的、方法,告知患者做增强CT检查前要禁食水6~8h,颈部佩戴金属气管套管患者,需通知医生提前给予患者更换为塑料套管,以免影响检查;做食管造影前1~3d吃少渣饮食,禁食颜色较深的食物,以免影响检查结果,检查后嘱患者多饮水,利于造影剂的排出;胃镜检查后1h内不能饮水及进食,1h后进软食一天改普食;颈部有气管切开的患者,不宜做肺功能检查。

(3)交流方式:教会患者术后表达思想的方法,如学会使用床头呼叫器,备好笔纸或写字板,通过书写反应病痛和要求;不会写字的患者在术前与其进行沟通,掌握几个简单手势、图片或制作简单的示意图等,以免术后无法表达自己的意愿。

(4)保持气道通畅:向患者讲解术后保持气道通畅的方法,

如及时吸痰、雾化吸入、盐水点套管等;告知患者保持气道通畅的重要性,术前教会患者家属叩背方法,促进术后痰液排出;告知患者及家属经气管切开吸痰的目的及作用,取得患者及家属的配合。

(5)呼吸方式:术后呼吸方式由口鼻呼吸改为通过气管套管进行呼吸,告知患者会有呛咳等不适;嘱患者及家属注意保持气道通畅,防止痰液黏稠阻塞气道;向患者讲解气管切开的目的及注意事项,取得患者的配合。

(6)饮食指导:根据患者进食状况及身体营养状况,联合营养科制订合理的膳食,保证患者术前营养的供应,鼓励患者进食,必要时遵医嘱给予患者留置胃管;告知患者术后胃上提,饮食结构发生改变,需少食多餐,避免进食刺激性、不易消化食物。术日晨要留置胃管,告知患者术后暂时不能经口进食,需要通过胃管进行鼻饲饮食。

(7)心理指导:全喉摘除术后将丧失正常的语言功能,术前向患者解释采取此种手术的必要性,取得患者的配合;对于语言功能的丧失,告知患者术后可利用食管发生或人工喉、电子喉等替代发生,减轻患者对失去言语功能的心理负担,积极配合治疗,使手术顺利完成。

(8)术晨准备:告知患者手术日早晨排空大小便;禁饮禁食;病号服需贴身穿着;取下义齿及隐形眼镜,将首饰及贵重物品交予家属妥善保管,不能取下的手镯等告知医生和手术室交接人员;将病历、影像学资料带入手术室;有特殊病情患者需告知其做好相应准备,如哮喘患者备好哮喘喷雾剂,高血压患者提前服药,糖尿病患者停用降糖药物等,与手术室人员进行患者、药物核对后,送入手术室。为患者配戴手术核查腕带,检查患者腕带信息是否清楚,准确,齐全,以便术中进行患者身份识别。将消毒好的8号气囊气管套管、一次性负压吸引器2~3个、腹带1个、十二指肠营养管、影像学资料、术中带药及病历带入手术室。

2. 术后健康教育

（1）体位指导：应给予患者高枕或半卧位，告知患者术后采取正确体位，有利于呼吸和引流，并可预防反流性呕吐，同时头颈轻度前屈20°，可减轻颈部皮肤切口缝合的张力。术后鼓励患者尽早下床活动，促进痰液排出，防止进食后发生腹胀等不适，告知患者术后活动的注意事项，防止跌倒等意外发生。

（2）饮食指导：术后患者暂时不能经口进食，通过十二指肠营养管进行营养供应，进食时给予患者半卧位，少食多餐；术后患者胃上提，饮食结构改变，遵医嘱术后10~12d伤口愈合后，开始经口进食，因为患者很长一段时间未经口进食，指导患者从喝水开始，无异常后再经口吃半流食，要告知患者进食要领及注意事项，保证营养供应。告知患者进食不宜过饱，少食多餐，以免造成胸闷、憋气等不适，嘱患者勿食刺激性食物，少食多餐，进食后要适当活动，防止食物反流。进食一周后可将胃管及十二指肠营养管撤除。

（3）保持气道通畅：气管切开患者一定要做好气管套管的护理，告知患者清洗消毒内套管的重要性，协助患者吸痰，告知患者及家属吸痰的目的及重要性；教会患者如何经气管套管点盐水，保持气道湿润，防止痰液黏稠堵塞气道；指导患者雾化吸入，告知患者雾化吸入的正确方法，向其讲解雾化吸入的目的，取得患者配合。嘱患者及家属随时检查患者气管套管系带松紧度，尤其在术后头颈部肿胀消退后，观察患者有无憋气等不适主诉，告知患者活动范围不要离开病区，气管套管管芯要放在固定位置，便于拿取。

（4）引流管护理：术后患者未排气需要持续胃肠减压，应妥善固定引流器，保持有效负压状态，防止食物反流引起伤口感染；胃代食管手术中胃上提，胃管插入深度比正常胃管置入胃内要浅，嘱患者勿牵拉、避免胃管脱出，嘱患者避免胃管受压、脱出或自行停止胃肠减压，告知患者胃肠减压的目的及重要性，取得患者及家属的配合；术后4~5d患者肠蠕动恢复，确定肛门排气后，经十二指肠营养管注入食物时改为间断胃肠减压。遵医嘱经十二指肠营养管注入流质无渣营养膳食，如牛奶、米汤、骨汤、匀浆膳等，补充机体营养。鼻饲时患者床头抬高20°~30°，减少反流和误吸；进食前应先在胃管处持续接胃肠减压，鼻饲时停止，鼻饲结束后半小时再给予继续胃肠减压。

（5）口腔清洁：术后患者胃上提，胃与口咽端端吻合，告知患者保持口腔清洁的重要性，三餐后及每日睡前协助患者漱口液含漱，保持口腔清洁，预防口腔感染。嘱患者含漱过程中，勿将漱口水咽下。

（6）心理指导：患者全喉摘除，术后丧失正常的语言交流能力，护士应给予耐心细致的解释，讲解手术恢复后，可以运用其他发声方法来完成交流，如手术语音重建、食管发音及人工喉；请无喉协会工作人员做访视，提供给患者所需的更有说服力、更可信的心理支持，增强患者的自信心，促进患者康复。

【出院教育与康复指导】

1. 气管切开的自我护理　全喉摘除需要长期佩戴气管套管，在康复期要进行气管套管自我护理的宣教。嘱患者准备小镜子，在康复后期指导患者自己吸痰、更换喉垫，向患者讲解疾病康复的相关知识及佩戴气管套管期间的注意事项，为出院后自我护理做准备。

2. 家庭护理　出院前应指导家属或患者学会气管切开护理，掌握消毒套管方法，学会更换喉垫，必要时家中备吸痰器，外出时颈部覆盖纱布帘，减少尘土、异物及细菌的侵入机会。嘱患者家属要多给予患者关心、鼓励，加强沟通交流，注意患者心理动态，使患者保持良好心态，建立战胜疾病的信心，促进患者康复，提高患者生存率。

3. 复诊　定期复诊，有问题随诊，向患者讲解复诊的重要性，出院后患者分别于第1、3、6、12个月复诊一次，一年后每年复诊一次; 在此期间有病情变化,如发现颈部有包块、呼吸困难、吞咽困难等不适,及时就诊;遵医嘱做好放疗、化疗等综合治疗,注意血象改变情况,如有异常,及时就诊。

4. 饮食指导 疾病恢复期应选择含丰富维生素、蛋白质的饮食增强体质,促进机体康复;禁烟、酒,禁食刺激性食物,每日保证进食足够的蔬菜和水果,补充体内维生素的需要量;调配饮食,少量多餐,每餐不易过饱,适当进行体育锻炼。

5. 心理护理 保持良好心理状态,避免紧张、激动的情绪,适当参加锻炼,增强自信心,愉快的心情有利于患者康复。

6. 环境指导 环境应安静、舒适,保持室内适宜的温湿度,防止因空气干燥使痰液黏稠结痂,堵塞套管。注意通风换气,保持室内空气新鲜,避免感冒。

7. 其他护理 保持口腔清洁,养成早晚刷牙及餐后漱口的卫生习惯,预防呼吸道感染,积极治疗呼吸道炎症。

七、全喉切除+胸大肌皮瓣修复术

【手术适应证】

适用于填充颈清扫术后的颈部创腔、修复部分喉咽及食管缺损、组织缺损较多的手术

【围术期健康教育与康复指导】

1. 术前健康教育

(1)病种宣教: 向患者讲解有关疾病的相关知识及简单手术方式,解释手术的目的及意义,消除患者的思想顾虑,增强战胜疾病的信心,使患者积极配合医生进行治疗。

(2)术前检查: 告知患者术前准备所需的常规检查及专科检查,如颈部CT、MRI、纤维喉镜检查、频闪喉镜检查、电子喉镜及肺功能等。向患者及家属讲解术前检查的目的、方法,积极协助其完成各项检查。

(3)呼吸方式: 术后患者经气管套管进行呼吸,告知患者气

管切开的目的及注意事项,取得患者的配合;术后胸部伤口疼痛可嘱患者改用腹式呼吸来减轻疼痛症状,可在术前指导患者进行腹式呼吸的训练。

(4)交流方式指导:指导患者术后表达思想的方式,以免术后无法表达自己的意愿,如学会使用床头呼叫器,备好笔记写字板、图片,通过图片来表达自己简单的意思,也掌握几个简单的手势,以便与家属及医务人员进行沟通。

(5)心理指导:向患者讲解有关疾病的相关知识,做好心理护理,使患者建立良好的期望。患者术后永久失去发音功能,术前向患者简单介绍手术方式及疾病相关知识,取得患者及家属的理解与配合。全喉切除后可以通过其他方式来完成发音,如电子喉、食管发音等,使患者消除顾虑,积极配合治疗,使手术顺利完成。

2. 术后健康教育

(1)体位指导:全麻患者清醒2~4h后,给予患者半卧位,减轻胸部伤口张力,缓解疼痛;并保持头部制动;嘱患者避免头部扭动牵拉,勿牵拉伤口,防止皮瓣坏死。

(2)饮食指导:术后患者暂时不能经口进食,需靠胃管注入高热量、高蛋白、高维生素、易消化、营养均衡的流质饮食,来保证患者的营养供应,促进伤口愈合,如牛奶、鸡汤、骨汤、蔬菜汁、果汁等,告知患者少食多餐;留置胃管期间,告知患者及家属有关鼻饲的注意事项及方法,保证每天的入量;术后两周左右,根据伤口愈合情况,可练习经口进食,此时做好患者的饮食指导,教会患者正确进食方法,防止呛咳引起误吸,避免咽瘘的发生。

(3)气管套管的护理:气管切开患者一定要做好气管套管的护理,协助患者吸痰,告知患者及家属吸痰的目的及重要性;教会患者如何经气管套管点盐水,保持气道湿润,防止痰液黏稠堵塞气道;指导患者雾化吸入,告知患者雾化吸入的正确方法,向其讲解雾化吸入的目的,取得患者配合。随时检查患者气管套管系带松紧度,尤其在术后头颈部肿胀消退后,观察患者有无憋气等不适主诉,告知患者活动范围不要离开病区,气管套管管芯要放在固定位置,便于拿取。

（4）引流管护理:告知患者颈部负压引流常规保留48~72h,要保持负压引流通畅,防止引流管受压或打折而堵塞管道,造成引流不畅,引起伤口感染;妥善固定,告知患者负压引流器应低于伤口,避免倒流,告知患者不要牵拉引流管,防止脱落;术后24h引流液为血性,后颜色逐渐变,告知患者如有异常及时通知医生。术后一般给予患者胃肠减压12h,告知患者妥善固定,注意负压吸引器要连接紧密。保持负压状态,防止漏气;保持引流通畅;嘱患者勿牵拉、受压、脱出或自行停止胃肠减压,告知患者胃肠减压的目的,取得患者及家属的配合。

（5）疼痛指导:患者术后主要以胸部伤口疼痛为重,给予患者安排安静、舒适的休养环境,分散患者注意力;协助患者半卧位,减轻胸部伤口张力,减轻疼痛;嘱患者避免用力咳嗽,指导患者起身、躺卧及咳嗽时,用手按压胸部伤口,减少张力,缓解疼痛。指导患者改变呼吸模式,从胸式呼吸改变为腹式呼吸,教会患者呼吸方法;如患者疼痛不可难受,必要时可以给予患者遵医嘱用止痛药。胸大肌皮瓣修复手术切口以肩峰动脉为血管蒂,在胸部内界为胸骨缘,外界为腋前线,下界为剑突平面范围内设计皮瓣;因此术后对手臂及肩部功能有一定影响,术后做好患者的功能锻炼指导,促进患者康复。

（6）用药指导:术后需遵医嘱给予患者抗炎、抗水肿等药物雾化吸入治疗,以收缩肿胀黏膜、抗炎、消肿、湿润呼吸道、减轻伤口疼痛、促进呼吸道内的分泌物排出等,向患者讲解药物名称、用药目的、使用方法及相关注意事项。

（7）经口进食指导:全喉切除术后10~14d根据患者恢复状况遵医嘱练习经口进食,期间患者勿将口水咽下,以免发生伤口感染。全喉摘除术后要嘱患者先从饮水开始，如无异常可逐渐练习吃软食；观察患者有无液体从气管套管下及伤口处流出，如有异常暂不能经口进食，无异常可遵医嘱给予拔除胃管。

（8）口腔清洁：告知患者早晚刷牙，三餐后及每日睡前用漱口液含漱，保持口腔清洁，预防口腔感染。

【出院教育与康复指导】

1. 气管切开的自我护理　对于需要佩戴气管套管出院的患者，在康复期要进行气管套管自我护理的宣教。嘱患者准备小镜子，在康复后期指导患者自己吸痰、更换喉垫，向患者讲解疾病康复的相关知识及佩戴气管套管期间的注意事项，为出院后自我护理做准备。

2. 复诊　向患者讲解复诊的重要性，出院后患者分别于第1、3、6、12个月复诊一次，一年后每年复诊一次；在此期间有病情变化，如发现颈部有包块、呼吸困难、吞咽困难等不适，及时就诊；遵医嘱做好放疗、化疗等综合治疗，注意血象改变情况，如有异常，及时就诊。

3. 家庭护理　出院前教会患者气管套管的自我护理，指导家属取出和放入内套管的方法，包括如何清洗内套管、更换套管垫，保持套管通畅，必要时家中备吸痰器，保持套管垫的清洁、干燥；叮嘱患者外出时应使用纱布遮盖套管口，防止灰尘、异物、细菌的侵入；教会患者注意套关系带的松紧度是否合适，以伸入一个手指为宜，防止套管脱管。

4. 环境指导　给予患者安排安静、舒适的休养环境，定期开窗通风，避免上呼吸道感染。

5. 养成良好习惯　嘱患者戒烟戒酒，适当活动，合理饮食，勿食刺激性饮食，多食高蛋白、高维生素饮食，保持良好心态，促进患者康复。

6. 家庭支持　嘱患者家属要多给予患者关心、鼓励，加强沟通交流，注意患者心理动态，使者保持良好心态，建立战胜疾病的信心,促进患者康复,提高患者生存率。

八、头面部缺损组织瓣修复术

【手术适应证】

1. 前臂组织瓣修复术

(1)外鼻及上颌骨切除术后的缺损。

(2)鼻腔肿瘤累及面部皮肤。

(3)喉咽及颈段食管的非环周性缺损。

(4)口腔及口腔外的皮肤黏膜缺损。

2. 腹直肌皮瓣修复术

(1)面部皮肤和骨组织广泛缺损的上颌窦癌。

(2)颌面部癌肿切除术后的广泛组织缺损。

3. 腓骨肌皮瓣 下颌骨及其软组织缺损。

【围术期健康教育与康复指导】

1. 术前健康教育 参见头颈科手术一般术前健康教育。

2. 术后健康教育

(1)体位指导:游离皮瓣有血管吻合的严格卧床5~7d,枕部两次放置沙袋固定头部,告知患者术后采取正确体位,讲解头部制动的目的及重要性,告知患者为避免组织瓣牵拉血管蒂受压,影响组织瓣血运,2~3d后头部可以抬高15°~30°,有利于伤口引流和组织瓣静脉回流,减少颜面部的肿胀。

(2)饮食指导:患者术后暂时不能经口进食,需经胃管为患者提供营养,告知患者及家属鼻饲的方法及注意事项,一般胃管留置7d左右,待口腔伤口拆线后,可练习经口进食,适当进温凉半流食或易消化软食,勿食用刺激性及过热、过硬食物,再根据患者创面恢复状况,有针对性地进行具体饮食指导。术后做好患者的饮食指导,增强机体抵抗力,促进伤口愈合。

(3)口腔清洁:告知患者保持口腔清洁的重要性。口腔内有皮瓣的患者,告知患者渗血、渗液较多会影响呼吸道通畅和组织瓣的观察,还会增加感染的机会,告知患者每日3次口腔护理的必要性,三餐后及每日睡前协助患者漱口液含漱,保持口腔清洁,预防口腔感染。嘱患者含漱过程中,勿将漱口水咽下。

(4)用药指导: 告知患者组织瓣静脉危象常常是由静脉回流不畅引起,过度肿胀的组织瓣会引起血管受压,血流慢慢阻断而形成血栓,最终导致组织瓣坏死。为防止血栓的形成,引起组织瓣坏死,术后遵医嘱给予应用扩血管药物,加强用药后的观察与护理,防止不良反应的发生。告知患者家属严密观察皮瓣周围的渗血情况,防止血液处于低凝状态,引起伤口出血。向患者讲解药物名称、用药目的、使用方法及相关注意事项。

(5)功能锻炼指导: 指导患者将供区的肢体抬高,以利静脉回流,并注意指端血运及肿胀情况,避免肢体血运不佳而引起坏死或影响正常的功能。供区拆线后仍应加压包扎1~2周,并继续抬高供皮区不少于2周。指导患者加强供区的功能锻炼,适当活动手指,促进血液循环。

(6)心理指导: 该手术创伤大,在面部、及皮瓣供区均会留下瘢痕,影响美观,让患者有充分的思想准备和心理准备,术后应关心、鼓励患者,告知患者容貌改变可后期通过整形、放置牙托等方法来改善,使患者建立战胜疾病的信心和重新投入社会的勇气。

【出院教育与康复指导】

1. **环境指导** 环境应安静、舒适,保持室内适宜的温湿度,保持室内温度18~20℃,湿度50%~60%,注意通风换气,保持室内空气新鲜,利于疾病恢复。

2. **复诊** 遵医嘱门诊定期复诊,如有不适随时复诊,出院后1个月或遵医嘱门诊定期复诊,如出现呼吸困难、进食困难、声音嘶哑、咽部异物感,或摸到颈部有肿块,伤口红肿、硬结、疼痛等,及时就医。

3. **饮食指导** 严禁进食硬质带骨、刺的食物及刺激性及过硬、过热食物,少食刺激性食物。疾病恢复期应选择含丰富维生素、蛋白质的饮食。

4. 康复锻炼 嘱患者勿在供区的肢体进行注射、输液等有创操作,同时加强功能锻炼,促进肢体功能的恢复。适当活动,避免感冒。每日循序渐进,避免剧烈运动,如散步、打太极拳等。

5. 口腔护理 保持口腔卫生,坚持每日早晚刷牙,饭后漱口。

6. 义齿修复 上颌骨部分切除的患者,一般需在术后6个月进行义齿修复,以保证颌面部的美观,提高生存质量。

九、甲状腺肿物切除术

【手术适应证】

适用于甲状腺肿物。

【围术期健康教育与康复指导】

1. 术前健康教育 参见头颈科手术一般术前健康教育。

2. 术后健康教育

(1)体位指导:告知患者术后采取正确体位,全麻术后2~4h内,采取去枕平卧位,避免呕吐物误吸入呼吸道发生窒息,后采取半卧位,以减小局部伤口张力,增加舒适感,减轻疼痛。

(2)饮食指导:告知患者术后4h可饮少量温水。如无呛咳、恶心等不适,可适当进温凉的半流质饮食。饮水有呛咳的患者指导其抬头进食,弯腰低头吞咽,即可顺利进食水;必要时遵医嘱给予补液治疗。无需行[131]I治疗的患者,宜选择高热量、高蛋白、易消化、高维生素的饮食。如有甲状旁腺损伤者,应选用高钙、低磷饮食,避免摄入猪肝、花生、奶酪、大豆、蛋黄等含磷较高的食物,因含磷高的食物影响钙的吸收。忌烟、酒、肥腻、油煎、刺激性食物。

(3)病情观察指导

1)保持呼吸道通畅:有效排痰,多饮水稀释痰液。

2）颈部伤口：变换体位或下床时，用手轻压颈部伤口，翻身时头部与身体一起转动，以减少局部伤口的表面张力。

3）保持负压引流通畅：引流管每小时观察并挤压一次，查看引流液的量、颜色、性质。妥善固定，不要牵拉引流管，负压吸引器要低于伤口水平，避免引流液倒流，防止逆行感染，如有异常及时通知医护人员处理。

4）出现手足麻木、四肢抽搐、面部、口唇针刺感及时通知医护人员，卧床休息，防止发生跌倒等意外。

（4）用药指导：遵医嘱按时口服消炎药及甲状腺素片，根据患者术后情况给予小剂量口服甲状腺素片；术后如损伤甲状旁腺出现低钙症患者，还需遵医嘱口服或静脉补钙治疗。告知患者用药目的、剂量、方法及注意事项，嘱患者按时用药。

（5）颈部功能锻炼指导：颈部手术的患者，术后颈部有切口，患者常处于头前倾的被动体位。术后48h内嘱患者避免过度活动或谈话；3d后患者缓慢进行颈部活动，防止切口粘连及瘢痕收缩，指导患者慢慢练习点头、仰头，动作轻柔、小幅度左右旋转颈部；出院2周后可做颈部全关节活动如过伸、屈颈、侧弯等活动，恢复功能体位。

（6）安全指导：参见第四章第一节第二部分"鼓室成形术"术后教育中"安全指导"。

【出院教育与康复指导】

1. 上呼吸道保护指导　患者注意保暖，多饮水，避免上呼吸道感染。

2. 饮食指导　指导患者饮食，促进患者康复。术后1周饮食应用清淡易消化的软食；日常饮食多是含碘丰富的海带、紫菜等海产品（无需行^{131}I治疗）；有手足抽搐的患者应限制肉类、乳品、蛋类含磷较高的食品，以免影响钙的吸收；疾病恢复期应选择含丰富维生素、蛋白质的饮食以增强体质，忌烟酒、禁食刺激性食物，养成良好的饮食习惯，促进患者康复。

3. 用药指导　遵医嘱按时服药,不可自行停药。甲状腺切除术后,患者需终身服药,防止术后复发;患者会遵医嘱口服甲状腺素片,不可自行停药。护士要告知其药物的名称、使用方法、时间和注意事项。

4. 生活护理　给予患者安静舒适的休养环境,保持室内适宜的温湿度,注意通风换气,保持室内空气新鲜,避免感冒;保持愉快、轻松的心情,不要过度焦虑、急躁;避免重体力劳动,保持口腔清洁,早晚刷牙,餐后漱口;保证充足的睡眠。

5. 加强颈部功能锻炼,防止切口粘连及瘢痕收缩所致的功能异常。

6. 复诊　1~2年为复发高峰时间,出院后按时复诊,时间为1、3、6、12个月,一年后每半年一次;如出现声音嘶哑或失声、吞咽困难、呼吸困难或自我感觉颈部出现肿块且逐渐增大,应及时就诊。复诊时至门诊挂号就诊。

十、腮腺肿物切除术

【手术适应证】

适用于腮腺肿物。

【围术期健康教育与康复指导】

1. 术前健康教育　参见头颈科手术一般术前健康教育。

2. 术后健康教育

(1)体位指导:告知患者术后采取正确体位,全麻术后2~4h内,采取去枕平卧位,避免呕吐物误吸入呼吸道发生窒息,后给予头高位或半卧位,以利于静脉回流,防止术区肿胀、淤血。

(2)饮食指导:告知患者术后4h可饮少量温水。如无呛咳、恶心等不适,可适当进温凉的半流质饮食,进餐前遵医嘱服用抑制唾液分泌药物,禁食刺激性饮食,减少唾液分泌,利于伤口愈合;多饮水,进食时将食物放在口腔健侧以利吞咽;面瘫患者勿进食过烫饮食,以免烫伤。

（3）疾病教育

1）面瘫、面神经麻痹：眼睑闭合不全者，需涂抹红霉素眼药膏，覆盖纱布，防止角膜干燥，患者不要用眼过度，注意休息。

2）避免涎漏发生：术后伤口加压包扎，如敷料较湿或松懈及时通知医务人员更换并加压；禁食酸性、油炸及刺激性食物。

（4）引流管护理指导：保持负压引流通畅：妥善固定，不要牵拉引流管，负压吸引器要低于伤口水平，避免引流液倒流，防止逆行感染，如有异常及时通知医护人员处理。

（5）口腔清洁：告知患者按时使用漱口水漱口，保持口腔清洁，多饮水，预防口腔感染。

（6）用药指导：术后需遵医嘱给予患者抗炎、营养神经、抑制腺体分泌药物治疗，向患者讲解用药的目的、药物名称、方法及相关注意事项。

（7）心理指导：向患者讲解疾病相关知识、消除顾虑，增强信心。向患者讲解术后出现面瘫时暂时的，一般半年后可逐渐恢复，使患者敢于面对，建立良好的心理状态，促进康复。

（8）表情肌功能训练指导：指导面瘫患者加强表情肌功能锻炼。方法：用力抬眉至不能太高为止；用力皱眉至最大程度；用力闭眼，如不能完全闭合，可以用手指力量帮助；紧闭眼与轻闭眼交替进行。一般3~6个月会逐渐恢复。

（9）安全指导：参见第四章第一节第二部分"鼓室成形术"术后教育中"安全指导"。

【出院教育与康复指导】

1. 环境指导　环境安静、舒适，保持室内适宜的温湿度，注意通风换气，保持室内空气新鲜，避免上呼吸道感染。

2. 饮食指导　选择富含维生素及蛋白质饮食，以增强体质。严禁进食酸辣、刺激性饮食及过烫食物。戒烟酒。

3. 保持口腔清洁，养成早晚刷牙及餐后漱口的习惯。

4. 心理指导　保持良好的心理状态避免紧张、激动情绪，适当锻炼,增强自信心,愉快的心情有利于患者康复。

5. 放射治疗 需要放疗的患者出院后进一步治疗,放射期间注意血象的改变,如有异常及时就诊。

6. 复诊出院指导第1、3、6、12个月复诊,如发现肿大的淋巴结、包块等,及早复诊,复诊可及时了解患者伤口愈合情况,有无肿瘤复发、淋巴转移。

十一、鼻侧切开术

【手术适应证】

适用于鼻腔内较大的良性肿瘤,如内翻性乳头状瘤、纤维瘤、神经鞘膜瘤、筛窦骨瘤、筛窦囊肿、血管瘤及鼻咽纤维血管瘤;早期鼻腔恶性肿瘤,局限在鼻腔外侧壁及鼻中隔者;筛窦、蝶窦、上颌窦内比较大的良性肿瘤,鼻内途径不能彻底切除者;通过鼻内筛窦切除术不能彻底处理的筛窦病变或其并发症,如颅内或眶内并发症的筛窦炎;已行鼻内筛窦手术,症状无改善或合并有慢性额窦炎者;主要向鼻腔扩展的鼻咽部肿瘤,经硬腭摘除有困难者。

【围术期健康教育与康复指导】

1. 术前健康教育 参见头颈科手术一般术前健康教育。

2. 术后健康教育

(1)体位指导:告知患者术后采取正确体位,全麻术后2~4h内,采取去枕平卧,避免呕吐物误吸入呼吸道发生窒息。之后改为半卧位,促进鼻腔分泌物引流。

(2)饮食指导:告知患者术后4h可饮少量温水,如无呛咳、恶心等不适,可适当进温凉半流食或易消化软食,勿食用刺激性及过热、过硬食物。

(3)面部伤口护理指导:告知患者保持鼻面部伤口敷料包扎牢固,术后1~2d医生给予撤除,撤除后医生会观察缝线对合是否良好、有无脓性及血性分泌物,同时给予红霉素眼膏涂抹伤口,防止结痂及感染。

（4）鼻腔伤口护理指导

1）填塞物固定:告知患者纱条将于术后10~15d间断抽出,期间嘱患者避免剧烈活动、情绪激动,尽量避免打喷嚏、用力擤鼻涕、咳嗽等,以免脱出引起出血。

2）呼吸方式改变:术后鼻腔填塞及鼻面部敷料包扎会出现呼吸不畅症状,应做好安抚工作,告知患者鼻堵只是暂时症状,待鼻腔填塞物撤出后此症状会有明显改善;要逐渐适应张口呼吸方式,床头抬高改善通气。

（5）口腔清洁:嘱患者用复方氯己定漱口液漱口,保持口腔清洁,必要时给予患者行口腔护理。

（6）并发症的观察与护理指导

1）出血:告知患者鼻腔少量渗血为正常情况,勿将分泌物吞咽到胃内,以免引起胃部不适;若出血量多及时应及时通知医生,给予相应处理。

2）感染:患者伤口疼痛的性质有无改变等,如有异常及时通知医生给予处理。

3）脑脊液鼻漏:观察有无清亮的液体经鼻流出或流入咽喉部,如有异常,应立即通知医生;嘱患者半卧位卧床休息,进低盐饮食,避免用力咳嗽、打喷嚏、擤鼻及过度低头等增加颅内压的动作;预防便秘,嘱患者大便时勿用力,以免增加颅内压引发脑脊液鼻漏的发生,必要时给予开塞露促进排便;遵医嘱给予患者静脉输入降颅压药物,观察用药后反应,防止电解质紊乱。

4）视力的改变:指导患者注意术后视力情况,如出现视物模糊、复视、眼球运动障碍、眼睑青紫等,立即向医生汇报,及时做出相应处理。

（7）用药指导:遵医嘱给予抗炎、抗水肿、止血治疗,向患者讲解用药目的、方法及注意事项,取得患者配合。

（8）鼻腔填塞物撤除48h后可遵医嘱行鼻腔冲洗,教会患者鼻腔冲洗器的使用方法,并教会患者正确的鼻腔冲洗方法:上身前倾略低头、张口呼吸、勿做吞咽和咳嗽等动作。

【出院教育与康复指导】

1. 复诊 告知患者复诊的必要性,常规为出院后1、3、6、12个月复诊,随访护士随时与患者保持联系,了解预后情况,以便制订随访计划。教会患者简单的自我触摸颈部的方法,早期自我发现肿大的淋巴结、包块等,及早复诊;复诊可及时了解患者伤口愈合的情况,有无肿瘤复发、淋巴结转移及远处转移。

2. 口腔清洁 保持口腔清洁,坚持每日早晚刷牙,饭后漱口。

3. 饮食指导 恢复期应选择含丰富维生素、蛋白质的饮食,戒烟酒。严禁进食刺激性饮食。

4. 放射治疗 需要放疗的患者,告知患者出院后进一步放射治疗的重要性,指导患者克服副作用,坚持治疗。术后放射治疗的肿瘤量在5500~6500cGy。注意血象改变情况,如有异常,及时来院就诊,防止放射治疗并发症的发生。

5. 心理护理 做好患者出院前、后的心理护理,使患者了解心理状态对疾病的影响,相信积极向上的乐观态度,将有助于解除心理障碍,并有利于患者康复。恢复和提高患者的自我保护能力,指导患者加强锻炼。积极参与社会活动,预防各种心理问题,如孤独、抑郁、社会隔离、自尊降低等,促进心理健康。

十二、外鼻肿物切除术

【手术适应证】

适用于鼻部肿物。

【围术期健康教育与康复指导】

1. 术前健康教育 参见头颈科手术一般术前健康教育。

2. 术后健康教育

(1)体位指导:全麻清醒后半卧位,减轻鼻面部肿胀,减少伤口张力,促进伤口愈合。

（2）伤口护理指导:告知患者保持鼻面部伤口包扎牢固,术后1~2d医生给予敷料撤除,观察伤口缝线对合是否良好,有无脓性渗出;同时给予患者红霉素眼膏涂抹伤口,防止感染。告知患者有少量渗血属正常现象。

（3）疼痛指导:向患者讲解疼痛的原因,消除患者顾虑;分散患者注意力,关心、安慰患者;必要时遵医嘱使用止痛药。

（4）用药宣教:遵医嘱给予抗炎、营养药物,告知患者用药目的及名称,观察用药后的反应。

（5）预防感染:减少家属探视;拆线前伤口暴露,需按时涂抹红霉素眼膏,减少感染的发生。

（6）心理护理:主动与患者沟通交流,向患者讲解有关疾病的相关知识;告知患者手术切口较小,对容貌影响不大;如肿物较大,颜面改变可通过后期整形来纠正,消除顾虑,增强患者战胜疾病的信心;保持良好心态,养成良好生活习惯,促进患者康复。

【出院教育与康复指导】

1. 复诊　告知患者复诊的重要性,复诊可及时了解患者伤口愈合的情况,有无肿瘤复发、淋巴结转移及远处转移,如摸到颈部肿块、伤口红肿、硬结、疼痛等,及时就医。

2. 心理指导　消除患者的思想顾虑,树立战胜疾病的信心,保持愉快的心情有利于患者康复。

3. 生活指导　养成良好生活习惯,安排安静舒适的休养环境,适当锻炼身体,增强机体抵抗力;忌烟、酒,忌吃刺激性食物。

十三、咽旁肿物切除+下颌骨劈开术

【手术适应证】

适用于咽旁间隙肿物。

【围术期健康教育与康复指导】

1. 术前健康教育 参见头颈科手术一般术前健康教育。

2. 术后健康教育

（1）体位指导：全麻患者术后4~6h内，采取去枕平卧，避免呕吐物误吸入呼吸道发生窒息。头面部肿胀时，可采取半卧位或抬高头位，以利于伤口引流，促进血液循环改善症状。

（2）气管切开的指导：患者成人每日晨、晚需清洁内套管，儿童气管套管夜间增加清洗套管一次；术后堵管的患者，每日晚清洗一次内套管；保持气管套管通畅，湿纱布覆盖套管口以增加湿度；每日更换套管垫，保持套管垫的清洁、干燥。

（3）负压引流指导：颈部持续负压引流常规需保留48~72h，保持负压引流通畅，防止引流管受压或打折而堵塞管道，造成引流不畅，引起伤口感染；妥善固定，负压引流器应低于伤口，避免倒流；不要牵拉引流管，防止脱落。

（4）胃肠减压指导：术后一般胃肠减压12h，告知患者勿牵拉、受压、脱出或自行停止胃肠减压，保持引流通畅；告知患者胃肠减压的目的，取得患者及家属的配合。

（5）鼻饲的护理：

1）鼻饲方法：次日开始常规鼻饲饮食10~14d，每日4~6次，少食多餐，每次不超过200ml；每次鼻饲饮食前需抽吸胃液，并注入温开水，确定胃管在胃内；两次鼻饲间给予注入温开水、果汁或蔬菜汁等；鼻饲后用少量温开水冲洗胃管，防止胃管堵塞。

2）鼻饲观察指导：鼻饲期间应注意观察营养状况，合理安排饮食及饮食量；鼻饲后有无恶心、呕吐、腹痛、腹胀等胃肠道不适，及时通知医生；鼻饲时注意温度不宜过凉、速度不宜过快、量不宜过多，对于顽固型呃逆可遵医嘱使用解痉药物。

3）鼻饲管指导：鼻饲饮食期间应保持胃管通畅，并且固定牢固，深浅度适宜；每日更换胃管系带，保持胃管及鼻孔周围皮肤清洁；鼻饲用具应及时清洁、消毒，每日更换鼻饲所用的注射器,并标明更换时间。

（6）伤口指导: 保持下颌部正中切口的清洁、干燥,防止伤口感染,可缝线处涂抹红霉素眼膏。

（7）疼痛教育: 告知患者起床时保护头部的方法,并防止剧烈咳嗽加剧切口疼痛; 听广播或音乐,阅读报纸,分散对疼痛的注意力。

（8）进食指导: 患者常规术后7d下颌骨正中切口愈合,顺利拆线,无分泌物。因术中未破坏颞下颌关节的咀嚼功能,所以拆线后即可以试行经口进易消化、无刺激性的软食,注意细嚼慢咽。

（9）口腔清洁: 患者1周内不做吞咽动作,有口水勿咽; 按时用复方氯己定漱口液漱口,保持口腔清洁,防止感染。

（10）用药宣教: 遵医嘱给予抗炎、营养、补液、保护胃黏膜、促进分泌物排出治疗,告知患者用药的目的及名称,并观察用药后的反应。

（11）保持气道通畅: 告知患者吸痰的方法、目的及重要性; 教会患者如何经气管套管点盐水,保持气道湿润,防止痰液黏稠堵塞气道; 指导患者雾化吸入,告知患者雾化吸入的正确方法,向其讲解雾化吸入的目的,取得患者配合。

（12）体位指导: 术后给予患者颈部佩戴颈托,下颌骨钛板固定,告知患者勿扭动、牵拉头颈部,告知患者及家属佩戴颈托的方法。

【出院教育与康复指导】

1. 生活指导 居室内应定时通风换气,保持空气的清新; 恢复期应选择含丰富维生素、蛋白质的饮食,戒烟酒; 严禁进食硬质带骨、刺的食物及刺激性及过硬、过热食物; 保持口腔清洁,坚持每日早晚刷牙,饭后漱口; 保持良好心理状态,避免紧张、激动情绪,适当锻炼,增强自信心,愉快的心情有利于患者康复。

2. 复诊　向患者及家属详细交代复诊的重要性、时间、地点及方法、注意事项；常规为出院后1、3、6、12个月复诊,告知患者复诊可及时了解患者伤口愈合的情况,有无肿瘤复发、淋巴结转移及远处转移,如出现进食困难、声音嘶哑、伤口红肿、硬结、疼痛等,应及时就医。

3. 心理指导　护士做好患者出院前、后的心理护理,使患者了解心理状态对疾病的影响,相信积极向上的乐观态度,将有助于解除心理障碍。告知患者用药的目的、注意事项、方法、时间,使患者配合院外治疗措施,坚持院外用药,有利于机体康复。恢复和提高患者的自我保护能力,指导患者进行体力康复,加强锻炼。积极参与社会活动,预防各种心理问题,如孤独、抑郁、社会隔离、自尊降低等,促进心理健康。

十四、化疗

【手术适应证】

适用于晚期恶性肿瘤的姑息化疗,手术前或术后敏感或相对敏感的恶性肿瘤,如晚期喉癌。

【化疗期间患者健康教育与康复指导】

1. 化疗前健康教育

（1）治疗方案健康教育: 向患者讲解化疗的目的、作用及注意事项,并向患者讲解化疗后可能出现的不适及需要的医疗处置；使患者有充分的思想准备,消除紧张情绪,解除顾虑,使患者配合治疗。

（2）化疗前检查: 告知患者术前准备所需的常规检查及专科检查,如血、尿常规,生化全项,APTT+PT,免疫八项,心电图,胸部X线检查,颈部或鼻窦CT、MRI、病理活检等。向患者及家属讲解检查的目的、方法,积极协助其完成各项检查。

（3）饮食指导: 化疗前加强患者营养,给予富含营养、易消化饮食,增强机体抵抗力。

（4）用药指导：向患者讲解化疗药的名称及可能出现的副作用；化疗前一日晚，遵医嘱给予患者口服地塞米松15mg；次日输入化疗药前，遵医嘱给予肌内注射或小壶注入抗过敏药物。

（5）生活指导：告知患者输入化疗药物所需时间较长，部分生活不能自理，化疗前应做好准备，教会患者如何使用呼叫器，以便及时满足生活需要。

（6）不良反应宣教：向患者讲解可能会出现的不良反应，如胃肠道反应、白细胞减低、静脉炎、脱发等，使患者有充分的思想准备；化疗前可让患者准备假发套；告知患者及家属减少探视，以免抵抗力减低引起感染的发生。

2. 化疗时健康教育

（1）用药宣教：遵医嘱给予患者静脉输入化疗药物以及保护胃黏膜、止吐、抗过敏药物，向患者讲解化疗药物的目的、作用，观察其不良反应。患者有血小板减低症状时，注意嘱患者不要服用含阿司匹林的解热止痛药物。

（2）饮食指导：化疗期间患者会出现恶心、呕吐、食欲缺乏等常见的早期反应，反应较重的患者及时通知医生，积极采取措施。嘱患者少食多餐、餐后适当活动；选择富有营养、易消化、清淡饮食；必要时给予患者静脉补液。

（3）口腔清洁指导：嘱患者注意勤漱口，保持口腔清洁，防止口腔疾患的发生。选择软毛牙刷清洁口腔，避免用力刷牙；勿用牙签剔牙，以免划伤口腔黏膜。

（4）预防感染的指导：向患者讲解预防感染的目的及重要性，化疗期间定期检查血常规，及时了解病情，如有异常及时通知医生，遵医嘱给予使用升白细胞药物；同时注意做好保护性隔离，嘱患者佩戴口罩，减少家属探视，避免交叉感染；注意保暖，预防上呼吸道感染。

（5）出血及贫血的观察指导：化疗药物造成血小板数量减低，如患者出现鼻腔或牙龈出血、皮肤红疹、皮下淤血、血尿或大便带血、乏力、疲劳、头晕、呼吸短促等症状时,嘱患者注意休息,勿剧烈运动;食用含铁丰富食物,有助于改善贫血症状;防止利器损伤皮肤。

（6）静脉保护的指导:化疗药物输入时要严格控制输液速度及时间,告知患者不要自行调节滴速,以免引起不良反应的发生。静脉输入化疗药时,观察穿刺点有无红肿、药液有无外渗、静脉走行有无红肿及剧烈疼痛;输液期间可将远端肢体略抬高,以促进静脉回流;输液过程中,用毛巾热敷穿刺点上方;输液后如有轻微红肿、疼痛,可用清热解毒、活血化瘀的中药,如烧伤膏、如意金黄散或多磺酸黏多糖乳膏(喜疗妥)外敷;一旦发生外渗或静脉炎,应立即停止输液,局部外敷50%硫酸镁或由医生处理。

【出院教育与康复指导】

1. 复诊　嘱患者定期复诊,向患者讲解复诊的重要性;在此期间有病情变化,如发现颈部有包块、呼吸困难、吞咽困难等不适,及时就诊;遵医嘱按时进行放化疗,避免间断治疗。

2. 环境指导　给予患者安排安静、舒适的休养环境,定期开窗通风,避免上呼吸道感染。

3. 生活指导　嘱患者戒烟戒酒,适当活动;合理饮食,勿食刺激性饮食,多食高蛋白、高维生素饮食;保持良好心态,促进患者康复。

4. 脱发的指导　一般发生在用药后2~3周。告知患者化疗结束后1~2个月内,毛发通常可以重新长出,消除患者顾虑,使患者配合治疗;嘱患者使用柔软的发刷;不要烫发或染发,不要使用刺激性强的香皂或洗发膏,在吹干头发时温度不要太高;协助患者选择合适的假发套,尽可能纠正形象紊乱所致的负性情绪。

5. 心理指导　嘱患者家属要多给予患者关心、鼓励,加强沟通,注意患者心理动态,使患者保持良好心态,建立战胜疾病的信心,促进患者康复,提高患者生存率。

十五、光动力学治疗术

【手术适应证】

适用于鼻咽癌、喉癌、甲状腺癌、食管癌等,以及全身各部位原发性与转移性的恶性肿瘤。

【围术期健康教育与康复指导】

1. 术前健康教育

(1)疾病教育:向患者及家属进行宣教,讲解光动力学的作用原理、注意事项及疗效,解除患者的顾虑,使患者配合治疗。

(2)术前检查:告知患者术前准备所需的常规检查及专科检查,如血、尿常规,生化全项,APTT+PT,免疫八项,心电图,胸部X线检查,颈部增强CT、纤维喉镜检查、频闪喉镜检查及电子喉镜检查等。向患者及家属讲解术前检查的目的、方法,积极协助其完成各项检查。

(3)饮食指导:根据患者的身体状况,有针对性地指导患者个性化的进食,以清淡、易消化饮食为主,避免进食刺激性食物;注意饮食卫生,以免发生腹泻、腹胀等不适,影响手术。

(4)皮试用药指导:术前一日为患者做抗炎药及光动力学治疗药物的皮试,并向患者讲解药物名称、目的及用法。

(5)用药前物品准备:嘱患者及家属备好避光物品,如墨镜、白色宽沿帽、长袖上衣、长裤、白色手套,以备治疗后穿戴。根据患者术式、病情,告知患者术后需要用声休息,嘱其做好准备,安排好时间,必要时准备好纸和笔,方便用声休息期间进行交流。

(6)避光准备:阳面房间挂暗色窗帘,室内配备加罩台灯或20W以下灯泡,避免用日光灯等;术前一日通知手术室准备暗室,接送患者手术时,注意避光保护,使用平车推入手术室。

(7)术前准备:告知患者全身麻醉前需做好的各项准备,禁食水6~8h,做好胃肠道准备;保持口腔清洁,术前1日给予漱口水漱口;告知患者沐浴、剪指(趾)甲,保持全身清洁;检查患者指（趾）甲，如有指甲油等应协助清除，以免影响术中血氧饱和度的监测；男性患者剃净胡须，女性患者勿化妆、佩戴饰物，头部不要戴发卡等硬物；向患者讲解术前各准备事项的目的。

（8）术晨准备：告知患者手术日早晨排空大小便；禁饮禁食；病号服需贴身穿着；取下义齿及隐形眼镜，将首饰及贵重物品交予家属妥善保管，不能取下的手镯等告知医生和手术室交接人员；将病历、影像学资料带入手术室；有特殊病情患者需告知其做好相应准备，如哮喘患者备好哮喘喷雾剂，高血压患者提前服药，糖尿病患者停用降糖药物等，与手术室人员进行患者、药物核对后，送入手术室。为患者配戴手术核查腕带，检查患者腕带信息是否清楚，准确，齐全，以便术中进行患者身份识别。

（9）睡眠指导：指导患者术前晚按时入睡，保证充足的睡眠，如果不能入睡可以告知护士，遵医嘱用药助眠。

（10）手术指导：向患者介绍手术名称及简单过程、麻醉方式，并向患者讲解术后可能出现的不适及需要的医疗处置；使患者有充分的心理准备，解除顾虑，消除紧张情绪，增强信心，促进患者术后康复。

2. 术后健康教育

（1）体位指导：告知患者术后采取正确体位，全麻术后2~4h内，采取去枕平卧，避免呕吐物误吸入呼吸道发生窒息。

（2）疾病教育：告知患者术后将口腔内分泌物吐出，并告知患者术后可能出现少量血丝等现象，避免患者紧张；若有咯血、鲜血从口腔吐出等异常现象时，应及时通知医护人员进行处理。

（3）避光指导：应用光敏药物后至少严格避光1个月，指导患者外出检查时用被单遮盖患者全身，必要时带太阳镜保护患者角膜；病房窗帘改用深色绒布，调整病床位置，避免打开病房门时走廊的灯光直接照射，屋内照明改用可调台灯，调至最低亮度。

（4）饮食护理：指导患者避免刺激性食物，忌烟、酒和含酒精饮料。给予高蛋白、高热量、富含维生素C、维生素E、胡萝卜素及纤维素的食物,促使光敏剂的排出。告诉患者及家属短期内禁食光敏感食物,如油菜、苋菜、木耳、无花果等,以免诱发光敏反应。

(5)皮肤光敏反应的观察指导:皮肤光敏反应主要表现为强烈的灯光照射或阳光直射后皮肤黏膜局部出现红疹或水疱、皮肤色素沉着、红肿、热痛。术后鼓励患者多喝水,以促进正常组织中光敏素的排泄;如果出现光敏反应可在医生的指导下应用抗过敏药物。

(6)药物过敏反应的观察指导:如用药后出现胸闷、心悸等表现,经及时对症处理会很快缓解;反应极严重者,应于用药中及时终止,并按休克处理。

(7)发热反应的观察指导:有3%患者用药当天可出现低热,常在38℃左右;采取缓慢静滴时可减轻发热反应,如发热38℃以上者可用少量退热药如阿司匹林、APC口服控制;发热轻者不必用药降温,常可自然退热。

(8)生活指导:在避光治疗期间患者严禁看电视,注意避光,皮肤避免接触热源(温度低于40℃),包括给予温凉饮食、用温水漱口、用温水清洗皮肤、头发等。

【出院教育与康复指导】

1. 避光指导　治疗后仍须避强光直射1~2个月,体表创面应保持清洁、干燥,防止感染。

2. 复诊　根据医嘱向患者讲解复诊时间及重要性,嘱患者期间如有不适,及时就诊。

3. 心理指导　光动力学疗法是一项较新技术,不及手术、放疗和化疗普遍,还不被广大患者所认识,患者及家属担心治疗效果,且治疗需进行避光,患者心理压力大,产生焦虑和恐惧情绪;应嘱患者家属关心、鼓励患者,消除患者的顾虑,增加患者战胜疾病的信心,配合治疗。

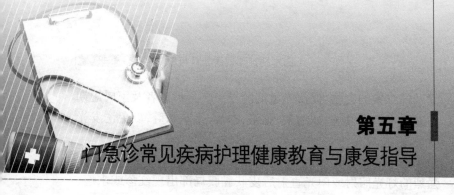

第一节 耳 石 症

【定义】

耳石症又称良性阵发性位置性眩晕(benign positional paroxysmal vertigo, BPPV):是头部运动到某一特定位置时诱发的短暂的眩晕,是一种具有自限性的周围性前庭疾病。可为原发性,也可为继发性。BPPV是眩晕病中极为常见者,约占所有眩晕症的20%,老年患者眩晕的50%。女性多于男性,可有家族遗传性。发生于后半规管(PC)者多见,次为水平半规管(HC),少数发生于上半规管(SC)。受累半规管可互相转换,多发生于耳石手法复位之后,少数病例则为自发性转换。可以双侧受累,也可以一侧多个半规管受累。

【病因】

多数(50%~70%)BPPV发生原因不明,属原发性或特发性BPPV,特发性BPPV在老年人和女性更为常见。少数(30%~50%)BPPV属继发性,常继发或伴发于外伤和其他一些内耳疾病如梅尼埃病、前庭神经元炎、突聋和一些术后患者。

【临床表现】

1. 一般临床表现　发生于坐位至躺下或从躺下至坐位、俯身、低头或仰头时。激发头位时出现强烈旋转性眩晕,伴眼震、恶心及呕吐。反复激发头位时,眩晕及眼震发作可减轻或不发生。整个发作的病程数小时至数天,数月或数年。

2. 特殊型 强烈的旋转型眩晕,伴突然发作恶心及呕吐,位置型眩晕持续时间长于90s。由于眩晕强烈,患者常常迅速由激发的侧卧位恢复至仰卧位,无法确定眩晕发作持续时间。

【健康教育及康复指导】

1. 复位前

(1)安全防护: 眩晕发作时,护士要注意帮扶患者,防止摔倒。护理人员要加强巡视和病情观察,必要时提起床档以防患者坠床。

(2)环境护理: 根据疾病发病特点,应保持病房环境安静、舒适、光线柔和、通风,为患者创造良好的休息和睡眠环境。

(3)心理护理: 观察记录患者眩晕发作持续时间、程度、诱因、血压等变化及伴随症状。指导患者放松呼吸,必要时给予吸氧,同时进行心理指导。

(4)饮食护理: 指导患者进食清淡、宜消化、含有丰富维生素的食物,少食辛辣、生冷、烟酒及钠盐。发作时如有呕吐不能进食者应给予营养支持,机体恢复后可进流质饮食。

2. 复位后

(1)治疗后休息10min再回病房或回家,以防随后耳石复位后立即引发短暂的眩晕发作,复位当天切勿驾车。

(2)当天晚上半卧位休息,即患者的头部处于仰卧和直立之间,抬高30°~45°。白天尽可能保持头部的垂直位置,不要进行头发护理及牙齿治疗,不要进行活动头部的锻炼。

(3)避免可能引起BPPV复发的诱发性头位,诸如睡眠时要头高位,避免患侧卧位,不要过度抬头和低头,小心避免头部过于后仰,尽量保持直立位。

(4)复位后患者可能会有头胀、头重或自觉眩晕加重的感觉,复位前加强与患者沟通,做好相关知识介绍,取得患者最佳配合。

(5)复位后患者当晚应尽量避免患侧卧位休息。患者注意避免头部剧烈活动、弯腰、过度低头、跳绳、仰卧起坐、颈部按摩及下蹲等动作。

（6）注意劳逸结合、保持心情舒畅，鼓励患者多参加自己感兴趣的活动，分散注意力。指导患者复位后采取半卧位，抬高床头45°，头部垫高成直立位并保持48h，必要时用颈托固定。

（7）消除诱因：过度疲劳、焦虑、抑郁、精神紧张、情绪激动、头位和体位的突然改变都可能引起眩晕，患者要十分注意各种诱发因素，注意劳逸结合，避免情绪紧张。

3. 耳石症康复训练　指导患者坐位床沿，然后迅速向患侧倾倒成侧卧位，等眩晕消失或无眩晕时保持30s，然后向对侧卧倒，停留30s，患者坐起。如此交替进行直到眩晕消失。整个治疗练习重复10~20次，每天3次，直到连续2d没有眩晕症状，可停止康复训练。

4. 前庭康复训练指导　患者状态平稳，不出现眩晕时护士可给予康复操的干预。第一阶段开始护士指导可给予患者进行头眼练习，主要进行传球练习、扫视练习、视觉跟踪练习、头动练习、头动注视视靶练习、头画圈练习。第二阶段患者保持平衡时可进行步态练习，主要静态站立练习、双臂抱拢站立练习、趾踵站立练习以及步行急停、步行转身、踝关节摆动练习。第三阶段可进行综合练习，如坐—站练习、双脚交替练习、行走练习跨越障碍练习、屈伸取物练习、掷球练习、视靶训练。治疗逐步进行，循序渐进。

第二节　突发性耳聋

【定义】

突发性耳聋指突然发生的感音神经性听力损失，多在3d内听力急剧下降。至今，对突发性耳聋尚无统一的定义，近年有人认为突发性耳聋是一个综合征，许多疾病都可以引起突发性耳聋。突发性耳聋临床并不少见。任何年龄都可能患病,但患病的高峰年龄为50~60岁,近年来有发病年龄年轻化的趋势,发病无明显性别差异。双侧耳患病者罕见,而双耳同时患病者更罕见。

【病因】

突发性耳聋可为多种不同病因所引起,但大多数患者病因不详。

1. 病毒感染　病毒性迷路炎或耳蜗炎被认为是突发性耳聋最常见的原因。

2. 瘤或瘤样病变　约10.2%的听神经瘤患者以突发性耳聋为首发症状。

3. 颅脑外伤及窗膜破裂。

4. 自身免疫反应　许多患者自身免疫病如Cogan综合征、系统性红斑狼疮、颞动脉炎以及多发性结节动脉炎患者伴感音神经性聋。提示自身免疫反应因素可能参与突发性耳聋。

5. 内耳供血障碍　因小脑前下动脉或后下动脉远端栓塞导致小脑微小栓塞灶,可出现类似迷路炎的症状。

6. 先天性发育异常　如大前庭水管综合征可引起感音神经性聋。

7. 特发性疾病、部分梅尼埃病、多发性硬化以及结节病患者可表现有突发性耳聋。

8. 精神心理因素。

【临床表现】

本病多见于中年人,男女两性发病率无明显差异,病前大多数无明显全身不适感,但多数患者有过度劳累、抑郁、焦虑、情绪激动、受凉或感冒史。患者一般均能回忆发病的准确时间、地点及当时从事的活动,1/3患者在清晨起床后发病。

1. 听力减退　突发的非波动性感音神经性听力损失,常为中度或重度。

2. 耳鸣　80%患者伴有耳鸣。

3. 眩晕　部分患者合并眩晕,眩晕多见血管原因引起突聋患者,同时伴恶心、呕吐。

4. 单耳发作居多,亦可双侧同时或先后受累,双侧耳聋则往往以一侧为重。

【健康教育及康复指导】

1. 建立有效沟通　多与患者交流,耐心听患者谈话,对重度耳聋可采用写字板、助听器等方式交流与其沟通,帮助患者消除顾虑、增强自信、配合治疗。

2. 用药指导　遵医嘱应用激素、抗生素或抗组胺类药物等,观察患者用药反应,选适宜的助听器。

3. 疾病知识宣教　向患者讲解预防耳聋的相关知识,避免引发耳病的各种因素,如不用发夹、火柴棍等物掏耳朵,噪声环境下注意保护耳朵,骨膜穿孔未愈不能游泳,不能滥用耳毒性药物。

4. 饮食护理　低盐、低脂饮食,戒烟酒。

5. 生活指导　规律生活,戒骄戒躁,保持乐观态度,避免情绪波动,注意休息,避免劳累。积极治疗各种耳部疾病,如各种原因发生鼓膜穿孔或已发生急性中耳炎,防止形成慢性中耳炎,损害听力。避免强声、噪声刺激,如避免长时间戴耳机听音乐,避免放爆竹、在迪厅娱乐等。加强体育锻炼,增强体质,避免上呼吸道感染引起的分泌性中耳炎。

6. 助听器使用　指导在助听器验配师指导下学会正确使用助听器,并维护好助听功能。

第三节　梅尼埃病

【定义】

梅尼埃病是一种特发的内耳病,以反复发作性眩晕、耳鸣、耳内胀满感、波动性耳聋为典型的临床表现。发病率较高,约占耳源性眩晕的60%。多发于青壮年,发病年龄多在30~50岁。

【病因】

病因迄今不明,但主要发病机制可能是内淋巴的产生和吸收失衡。有以下几种学说:

1. 内淋巴管阻塞和内淋巴吸收障碍 如内淋巴管狭窄、内淋巴囊发育异常等因素都可能引起内淋巴囊和内淋巴管阻塞,导致内淋巴吸收障碍。

2. 内耳微循环障碍 自主神经紊乱、内耳小血管痉挛可导致迷路循环障碍,使膜迷路组织缺氧、代谢紊乱、内淋巴生化特性改变,渗透压升高,引起膜迷路积水。

3. 免疫反应学说 内耳抗原抗体反应可引起内耳毛细血管扩张,血管纹萎缩,毛细胞、神经纤维及螺旋神经节细胞退行性变,而出现耳鸣及感音性聋。

4. 前庭膜破裂 破裂使内外淋巴混合,含高浓度钾离子的内淋巴流入外淋巴中,对外毛细胞的毒性引起毛细胞退行性变、纤毛融合,从而引起连接障碍。

5. 其他学说 包括内淋巴囊功能紊乱学说、病毒感染学说、遗传学说、多因素学说等。

【临床表现】

1. 眩晕 是典型的临床表现。表现为反复发作的旋转性眩晕,或有左右摇晃、上下升降感,被迫闭目静卧,不敢动弹,睁眼转头眩晕加重,但始终神志清醒。发作高潮常伴有恶心、呕吐、面色苍白、出冷汗,持续数十分钟或数小时,重者可达数日或数周,以后眩晕逐渐缓解,进入间歇期,可反复发作,间歇期长短不一。

2. 耳鸣 可能是梅尼埃病最早的症状。

(1)早期:多于眩晕发作前就出现,并随眩晕发作的缓解而逐渐减轻或消失,多为低频性,有如吹风样或流水声。

(2)病情进展:耳鸣性质累及各频声音,可有机器声、蝉声、蟋蟀声、汽笛声、铃声等不同声音,并且眩晕发作时诸声交杂,在眩晕发作前后和发作期耳鸣多有变化,眩晕消退后耳鸣仍可持续存在。

(3)晚期:患者耳蜗功能破坏,出现严重的感音神经性聋,耳鸣仍持续存在,后转为高调耳鸣。

3. **耳聋** 早期未觉耳聋,多次发作后开始听力明显下降,多为单侧性,有波动性,间歇期听力可好转。随着发作次数的增多,每次发作后听力不能恢复到发作前的水平,听力损失的程度会加重。多次反复发作疾病转化为不可逆的永久性感音神经性耳聋。

4. **耳胀满感** 发作期患侧头或耳内胀满感、沉重感、压迫感,耳内灼热或钝痛。

5. **其他症状** 有患者出现复听,即双耳将同一纯音听成音调、音色听成完全不同的两个声音。

【健康教育和康复指导】

1. **心理指导** 指导患者有规律地生活和工作,保持良好的心态,尽量缓解心理压力,可以避免或减少疾病复发。与患者及家属讲解疾病相关知识,消除疑虑,使其能够积极配合康复治疗。对眩晕发作频繁的患者多做解释工作,帮助其树立战胜疾病的信心。

2. **饮食指导** 调节好饮食,给予高蛋白、低盐、富含维生素饮食。

3. **锻炼指导** 适当锻炼身体,注意休息,避免过度劳累。发作患者,不要单独外出,避免骑车、登高,在井边、水边等危险地方活动,更不可从事驾驶、高空作业等职业,防止意外发生。

4. **康复指导** 在医生指导下进行前庭康复训练。鼓励患者日间适当活动,眩晕较轻时鼓励下床运动及康复训练,加快康复。

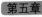

5. 睡眠指导　指导患者睡眠时选择最佳体位,避免诱发眩晕。

6. 用药指导　常备安定、盐酸地芬尼多片(眩晕停)等药品,以便眩晕发作时使用。

第四节　变应性鼻炎

【定义】

变应性鼻炎是易感个体接触变应原后,主要由免疫球蛋白E(IgE)介导的介质释放,产生以发作性喷嚏、流涕、鼻塞和鼻痒为主要症状的鼻黏膜变态反应性炎症。分常年性和季节性变应性鼻炎两种。

【病因】

主要由吸入性变应原(过敏原)引起,变应原常年或季节性存在于人类生活环境中。

1. 遗传因素　变应性鼻炎患者具有特异性体质,通常显示家族聚集性。

2. 变应原暴露　常年性变应原包括屋尘螨、粉尘螨、真菌、动物(宠物)皮屑以及蟑螂。季节性变应原主要指木本、禾本和草本类风媒花粉,螨类和真菌类受湿热气候影响也可有季节性增多。食物变应原多引起皮肤、消化道过敏,此时可有鼻部症状。某些蔬菜、水果中的变应原与植物花粉存在交叉反应性。多数变应原具有酶活性,这种活性在很大程度上决定了该种变应原性和免疫原性。

【临床表现】

1. 鼻痒　多数患者有鼻痒,少数患者有时伴有软腭、眼和咽部发痒,如患者对花粉过敏,可眼结膜充血,重者由于反复揉眼而致脸部红肿。

2. 阵发性喷嚏　患者每天有数次阵发性打喷嚏,每次少则

3~5个,多则十几个。

3. 大量水样鼻涕 患者每天有大量清水样鼻涕,患者在花粉播散期间,每天清涕涟涟,需擤鼻数次,常换洗数次手绢。

4. 鼻塞 患者鼻黏膜水肿明显,鼻阻、鼻塞较重,部分患者伴嗅觉减退。鼻塞、鼻阻轻重程度不一。

5. 下呼吸道症状 伴有喉痒、胸闷、咳嗽、哮喘发作。

【健康教育与康复指导】

1. 生活指导 指导患者改善生活环境,避免接触变应原。

2. 用药指导 鼻腔常用滴鼻剂为1%麻黄碱滴鼻剂、呋麻滴鼻液等,小儿药物浓度需要降低为0.5%即可。可吸收鼻黏膜血管,缓解鼻黏膜的充血、水肿、鼻塞,改善引流及抑菌的作用。睡前应用可缓解因鼻塞引起的睡眠障碍。抗组胺药物应在睡前服用,告知患者夜间起床时可能会出现头晕现象,提示患者注意安全,以防止摔伤,从事高危工作的患者,如司机、高空作业等职业者在服用抗组胺药物期间要适时休息,必要时调整工作,以保证安全。

3. 饮食指导 指导患者禁食刺激性食物,以免加重鼻黏膜的肿胀,避免食用和接触引起过敏的食物。

4. 术后康复 指导见鼻腔术后康复指导。

第五节 急 性 鼻 炎

【定义】

急性鼻炎是由病毒感染引发的鼻腔黏膜急性炎症疾病。俗称"伤风""感冒"。但感冒有别于流感,故又称为普通感冒,常波及鼻窦或咽喉部,传染性强,多发于秋冬及季节交替时。各年龄组均可发生,尤以幼儿最为好发。

【病因】

各种上呼吸道病毒均可引起本病,最常见的有鼻病毒、腺病毒、冠状病毒、流感病毒和副流感病毒等。主要传播途径是飞沫直接吸入,被污染食品或物品也可以从鼻腔或咽部进入体内致病。可继发细菌感染。由于各种病毒的特点不一样,因此发病常无一定规律,且临床表现也有所不同。常见诱因如下:

1. 全身因素 受凉、疲劳、营养不良、维生素缺乏、各种全身慢性疾病均可使机体免疫功能和抵抗力下降,诱发本病。

2. 局部因素 鼻腔及邻近部位慢性病变,如慢性鼻-鼻窦炎、腺样体肥大和慢性扁桃体炎等,均可影响鼻腔功能和通气引流,鼻腔黏膜纤毛运动发生障碍,病原体易于局部存留。

【临床表现】

1. 潜伏期1~4d,不同病毒反应有所不同。鼻腔病毒的潜伏期较短,腺病毒、副流感病毒较长。早期症状多为鼻腔和鼻咽部出现鼻痒、刺激感、异物感和灼烧感,自觉鼻腔干燥。有时出现结膜瘙痒、刺激感(如腺病毒感染)。然后出现疲劳、头痛、畏寒、食欲缺乏等全身症状。继之出现逐渐加重的鼻塞,夜间较为明显,打喷嚏,头痛。鼻涕增多,初为水样,后变为鼻涕脓性。说话有闭塞性鼻音。儿童还可发生鼻出血。此时全身症状最重。多在1~2周内,各种症状渐减轻,消失。如合并细菌感染,则出现脓涕,病情延期不愈。

2. 检查可见初期鼻腔黏膜广泛充血、干燥,以后鼻腔黏膜肿胀,总鼻道或鼻底有水样、黏液样或黏脓性分泌物,咽部亦常有充血。

【健康教育与康复指导】

1. 环境指导 此病为呼吸道病毒感染,流行期避免与患者密切接触,不出入或少出入公共场所,注意居室通风减少呼吸道交叉感染。

2. 手卫生指导 引起急性鼻炎的病毒可在环境中生存,因此可以经手接触携带病毒,随后触碰眼睛、鼻子引起感染。所以勤洗手,改掉揉眼睛、挖鼻孔的不良习惯。

3. 正确擤鼻的方法　紧压一侧鼻翼,轻轻擤出对侧鼻腔的分泌物;或将鼻涕吸入咽部吐出。

4. 用药指导　遵医嘱用药,在医生指导下每周调整用药量。

第六节　阻塞性睡眠呼吸暂停低通气综合征

【定义】

阻塞性睡眠呼吸暂停低通气综合征(OSAHS)是指睡眠时上呼吸道反复发生塌陷、阻塞导致口鼻无有效气流通过,而胸腹呼吸运动存在的呼吸暂停和通气不足,伴有打鼾、睡眠结构紊乱,频繁发生血氧饱和度下降、白天嗜睡等。具体是指有典型的夜间睡眠时打鼾及呼吸不规律、白天过度嗜睡,经多导睡眠描记法(PSG)监测指示每夜7h睡眠中呼吸暂停及低通气反复发作在30次以上,或睡眠呼吸暂停低通气指数(AHI)≥5次/h。此综合征患病率为2%~10%,是最常见的一种睡眠呼吸障碍形式,可发生在任何年龄阶段,但以中年肥胖男性发病率最高。

【病因】

1. 上呼吸道解剖狭窄

(1)鼻腔阻力增加:如鼻中隔偏曲、慢性鼻窦炎、鼻息肉等可引起气流通过鼻腔时阻力增加。

(2)咽部狭窄:软腭松弛或过低、悬雍垂过长或过粗、扁桃体增生、舌体肥大、舌根后坠等可导致咽部狭窄。

2. 肥胖　肥胖人群的发病率较正常人群高4倍。

3. 吸烟和饮酒　烟中有害物质引起气道炎症会使咽部水肿加重,分泌物增加,从而加重气道狭窄;酒精抑制中枢神经系统使肌张力下降、肌肉松弛、舌根后坠,导致上呼吸道狭窄,易引起或加重OSAHS。

4. 年龄和性别 好发年龄为40~60岁,且患病率随年龄增加而增加。男女发病率之比在2∶1~10∶1。

5. 家族性和遗传性 如颌骨短小、软腭肥大等或者呈家族性肥胖,这些可能是遗传易感基因的外在表现。

6. 其他因素 如糖尿病、心脏病、高血压、高脂血症、甲状腺功能低下、肢端肥大症等。

【临床表现】

1. 睡眠打鼾或呼吸暂停是患者就诊的主要原因。随着年龄和体重的增加,症状会逐渐加重,出现反复的呼吸停止现象。严重者夜间有时或经常憋醒,仰卧位更明显。

2. 白天嗜睡是患者的另一个主要临床症状。

3. 部分患者夜间可出现心律失常、心绞痛等,晨起后头痛、血压高等症状。

4. 部分患者白天注意力不集中,记忆力下降。

5. 部分患者出现性功能减退,夜尿次数明显增加。

6. 部分患者晨起后感觉咽干、异物感。

7. 儿童患者除上述表现外,还有生长发育迟缓、胸廓发育畸形、遗尿、学习成绩下降等。

【健康教育与康复指导】

1. 治疗原发病 指导患者积极治疗原发病,如高血压、心脏病等。

2. 体位治疗指导 患者睡眠时体位,最好取侧卧位,以改善通气。

3. 行为指导 指导患者合理饮食,适当运动。指导患者保持体重的稳定,控制饮食,不食甜食、含脂肪高的饮食,如动物内脏等,要适当增加活动量。

4. 复诊 指导患者遵医嘱,按时复诊。

第七节 鼻 咽 癌

【定义】

鼻咽癌是指发生于鼻咽部顶部和侧壁的恶性肿瘤。是我国高发恶性肿瘤之一,发病率为耳鼻咽喉科恶性肿瘤之首。世界卫生组织调查报道,全球有80%的鼻咽癌患者在中国。鼻咽癌的发病率以中国的南方较高,如广东、广西、湖南等省,特别是广东的中部和西部的肇庆、佛山和广州地区更高。据报道,居住在广东省中部以及讲广东地方语的男性,其发病率为30/10万~50/10万。就全国而言,鼻咽癌的发病率由南方到北方逐渐降低,如最北方的发病率不高于2/10万~3/10万。鼻咽癌的发病年龄由20多岁开始,逐渐上升,45~60岁为最高峰。

【病因】

1. 遗传因素

（1）种族易感性: 多见于黄种人,欧美白种人少见。地域集中性,鼻咽癌主要发生于我国南方五省,即广东、广西、湖南、福建和江西,占当地头颈部恶性肿瘤的首位。东南亚国家也是高发区。

（2）易感基因: 近年来,分子遗传学研究发现,鼻咽癌肿瘤细胞发生染色体变化的主要是1、3、11、12和17号染色体,在鼻咽癌肿瘤细胞中发现多染色体杂合性缺失区（1p、9p、9q、11q、13q、14q和16q）可能提示鼻咽癌发生发展过程中存在多个肿瘤抑癌基因的变异。

（3）家族聚集性: 许多鼻咽癌患者有家族患癌病史。

2. 病毒因素　1964年,有人将从非洲儿童恶性淋巴瘤培养成功的一株瘤细胞在电子显微镜下观察,发现大量疱疹病毒颗粒,并命名为EB病毒,后来的研究表明,此病毒与鼻咽癌有密切关系。

3. 环境因素　许多调查报告和实验结果表明,鼻咽癌的发生与高发区居民的生活环境有关,与衣、食、住、行中接触的一些致癌物质有关。

【临床表现】

1. 出血　早期可有出血症状,表现为吸鼻后痰中带血或擤鼻时涕中带血。早期痰中或涕中仅有少量血丝;晚期出血较多。

2. 耳鸣、听力减退、耳内闭塞感　肿瘤压迫咽鼓管可发生单侧性耳鸣或听力下降,还可发生卡他性中耳炎。单侧性耳鸣或听力减退、耳内闭塞感是早期鼻咽癌症状之一。

3. 头痛　为常见症状,占68.6%。可为首发症状或唯一症状。早期头痛部位不固定,间歇性。晚期则为持续性偏头痛,部位固定。

4. 复视　出现向外视物呈双影。滑车神经受侵,常引起向内斜视、复视,常与三叉神经同时受损。

5. 面麻　指面部皮肤麻木感,临床检查为痛觉和触觉减退或消失。肿瘤侵入海绵窦常引起三叉神经第1支或第2支受损;肿瘤侵入卵圆孔、茎突前区、三叉神经第3支常引起耳廓前部、颞部、面颊部、下唇和颏部皮肤麻木或感觉异常。

6. 鼻塞　肿瘤堵塞后鼻孔可出现鼻塞。

7. 颈部淋巴结转移症状　鼻咽癌容易发生颈部淋巴结转移,为60.3%~86.1%,其中半数为双侧性转移。

8. 舌肌萎缩和伸舌偏斜　鼻咽癌直接侵犯或淋巴结转移至茎突后区或舌下神经管。

9. 眼睑下垂、眼球固定　与动眼神经损害和视神经损害或眶锥侵犯有关。

10. 远处转移　远处转移是鼻咽癌治疗失败的主要原因之一,常见的转移部位是骨、肺、肝等,多器官同时转移多见。

11. 伴发皮肌炎　皮肌炎也可与鼻咽癌伴发。

12. 停经　罕见,与鼻咽癌侵入蝶窦和脑垂体有关。

【健康教育与康复指导】

1. 化疗常见副反应及对策

（1）骨髓抑制：进行高蛋白、高纤维素、低脂肪均衡饮食，并多吃新鲜蔬菜和水果，避免煎炸、腌制、刺激性食物，切记戒烟、少饮酒。

（2）肝功能损害：注意肝炎情况，如有肝炎，尽早进行抗病毒治疗。

（3）恶心、呕吐、腹痛、腹泻、便秘：给予清淡新鲜饮食，多喝水。

（4）咳嗽、发热：注意观察痰液变化，保持口腔清洁，必要时漱口雾化。

（5）皮肤色素沉着、肢体麻痹：按摩四肢促进血液循环，避免接触冰冷物品及进行热敷。

（6）过敏反应：预防用药处理。

（7）药物性血糖升高：密切观察，给予低糖食物。

（8）药物渗出导致局部损伤：使用中心静脉置管。

（9）脱发：尽早剪发、习惯梳头等。

2. 放射治疗副反应及对策

（1）禁用刺激性清洁剂。

（2）尽量避免暴晒及吹冷风。

（3）保护放射区域内的皮肤，禁止抓挠、热敷等物理刺激，皮肤有破损请及时就诊，防止感染。一年内避免理化因素的刺激及外伤，以免引发经久不愈的放射性溃疡。同时说明放射后6个月内面颈部有轻度水肿，可伴有轻度声嘶、喉水肿是正常的现象，不必惊慌，是由于颈部组织受照射后淋巴回流障碍、侧支循环未形成引起面部及颈区皮下水肿所致。随着时间的推移，半年左右此症会消失。

（4）保持口腔卫生，进食后要漱口。每日刷牙2~3次，并使用含氟、钙牙膏。每年最好洁齿1~2次，最好放疗后3年内不拔牙,如必须拔牙,应向牙科医师说明放疗史,并在拔牙后遵医嘱使用抗生素。有口腔感染时,需及时就诊。

（5）预防鼻甲粘连: 行鼻咽放疗,每日用淡盐水冲(吸)洗鼻咽腔,并用滴鼻液滴鼻,以预防鼻甲粘连,若出现鼻腔完全不通气超过3d应回院检查处理。

3. 功能锻炼

（1）张口训练: 持续性张口,每日2~4次,每次10~30min,如果一开始即已有一定的张口困难,则宜采用锥(或楔)形木塞,每天记录牙印,以便知道自己锻炼的效果; 短时性锻炼,口腔缓慢一张一合,200回/次,每天3次以上。

（2）颈部运动: 在坐位进行点头、转头锻炼,动作要轻柔、幅度不宜过大。功能锻炼要持之以恒,方才保持其锻炼效果。

4. 治疗后生活指导　如果病情稳定,根据自身情况可在休息一段时间后进行正常工作,但注意不能过于劳累。适宜、适量的运动对疾病的恢复及增强体质有促进作用,但体育锻炼强度不宜过大。正常的性生活不会对身体健康造成不利的影响,女性患者应避免妊娠。建议在治愈三年之后可考虑生育。避免熬夜等不良习惯,保持良好的心情和体力。卫生宣教,最好三餐后用含氟牙膏及软毛牙刷刷牙。坚持漱口2~3个月,每天4~5次,可以用自配的淡盐水(配制方法: 500 ml温开水中加盐3~4 g)或多贝尔液含漱,每次含漱至少1min。出院后3年内禁止拔牙,防止放射性骨髓炎的发生。常备一个饮水瓶,保持口腔湿润,每天饮水量在2500 ml以上。劝告患者戒烟、戒酒,减少对口腔黏膜的刺激。

5. 定期复诊　遵医嘱定期复诊。一般情况下2年内每3个月复诊1次,3~5年每半年复诊一次,5年以后每年复诊一次。如有需要,可随时就诊,复诊内容包括: 头颈部增强CT或MRI检查、胸部正侧位片、颈部及腹部彩超、血常规、EBV抗体等或遵医嘱。

6. **饮食指导** 加强对患者及家属的营养知识教育,及时向患者讲解营养状况对疾病治疗的重要性,积极回答患者的疑问,纠正患者认识误区。及时根据患者实际状况,如实际消费水平、饮食喜好、饮食禁忌等对患者饮食进行综合评估,及时了解患者饮食缺陷,并对患者实施针对性饮食教育及指导,嘱患者应以高热量、高蛋白、高维生素食物及清淡易消化食物为主,避免患者盲目饮食或忌口,食物烹饪方式以蒸、煮、煲、炖为主,以促进患者饮食的多样化。要经常备水,喝水时宜慢,坚持吃饭,保持口腔清洁,喝滋阴润燥生津食物(甘蔗汁、梨汁、橙汁等)。

7. **就诊指导** 治疗后出现骨痛,再次出现头痛、鼻塞、颈部肿块、耳鸣、耳聋、面麻、复视、低头双下肢有触电感、记忆力迅速减退、视力下降明显等症状,应及时与医生或科室联系。

第八节 慢 性 咽 炎

【定义】

慢性咽炎是指慢性感染所引起的弥漫性咽部病变,是一种常见性疾病。弥漫性咽部炎症常为上呼吸道慢性炎症的一部分;局限性咽部炎症则多为咽淋巴组织炎症。本病在临床中常见,病程长,症状容易反复发作。

【病因】

急性咽炎的反复发作是导致慢性咽炎的主要原因。

1. **咽部邻近的上呼吸道病变** 如鼻腔、鼻窦、鼻咽部的慢性炎症,可因炎性分泌物经后鼻孔倒流至咽部刺激咽部黏膜;慢性鼻炎、鼻中隔偏曲、慢性鼻窦炎、腺样体肥大、鼾症或鼻腔鼻窦及鼻咽部占位性病变等疾病由于影响鼻腔通气,造成长期张口呼吸,引起咽部黏膜长期过度干燥而导致慢性咽炎;慢性扁桃体炎的慢性炎症可直接蔓延至咽后壁,引起慢性咽炎;口

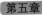

腔炎症如果不能得到及时控制,随着炎症扩散也可导致慢性咽炎。

2. **气候及地域环境变化** 温度、湿度的变化、空气质量差、烟酒刺激、刺激性食物、粉尘、有害气体及放射性照射也是导致慢性咽炎的原因。

3. **职业因素** 长期大量用声者如教师、歌唱者及易感体质因素亦可引起本病。

4. **全身因素** 如贫血、消化不良、胃食管反流、心脏病(因血液循环障碍影响咽部静脉回流造成咽部局部淤血)、慢性支气管炎、支气管哮喘、风湿病、肝肾疾病等,也可引发慢性咽炎。内分泌紊乱、自主神经失调、臭鼻克雷伯菌及类白喉杆菌的感染,维生素缺乏及免疫功能紊乱等均与萎缩性及干燥性咽炎相关。

5. **过敏因素** 吸入性变应原(包括季节性与常年性变应原)、药物、工作环境中的化学刺激物及食物变应原都可以引起变应性咽炎。

【临床表现】

1. 咽部不适感、异物感、咽部分泌物不易咯出。

2. 咽部痒感、烧灼感、干燥感或刺激感,还可有微痛感。

3. 张口呼吸。

4. 晨起时刺激性咳嗽及恶心。

5. **慢性咽炎** 多见于成年人,儿童也可出现。全身症状均不明显,以局部症状为主。各型慢性咽炎症状大致相似且多种多样,如咽部不适感、异物感、咽部分泌物不易咯出、咽部痒感、烧灼感、干燥感或刺激感,还可有微痛感。由于咽后壁通常因咽部慢性炎症造成较黏稠分泌物黏附,以及由于鼻、鼻窦、鼻咽部病变造成夜间张口呼吸,常在晨起时出现刺激性咳嗽及恶心。由于咽部异物感可表现为频繁吞咽。咽部分泌物少且不易咳出者常表现为习惯性的干咳及清嗓子咳痰动作,若用力咳嗽或清嗓子可引起咽部黏膜出血,造成分泌物中带血。

【健康教育与康复指导】

1. 避免急性咽炎反复发作。

2. 进行适当体育锻炼、保持健康而且有规律的作息、清淡饮食、保持口腔清洁、避免烟酒刺激、保持良好的心态从而提高自身整体免疫力。

3. 避免接触粉尘、有害气体、刺激性食物、空气质量差的环境等对咽黏膜不利的刺激因素。

4. 积极治疗可能引发慢性咽炎的局部相关疾病如鼻腔、鼻窦、鼻咽部的慢性炎症,慢性鼻炎、鼻中隔偏曲、慢性鼻窦炎、腺样体肥大、鼾症等阻塞性疾病,慢性扁桃体炎,口腔炎症,胃食管反流。

5. 积极治疗可能引发慢性咽炎的全身相关疾病如贫血、消化不良、胃食管反流、心脏病、慢性支气管炎、支气管哮喘、风湿病、肝肾疾病等。

6. 避免长期过度用声。

7. 尽量避免接触导致慢性过敏性咽炎的致敏原。

第九节 急性会厌炎

【定义】

急性会厌炎是一起病突然、发展迅速、容易造成上呼吸道阻塞的疾病。可分急性感染性会厌炎和急性变态反应性会厌炎。急性感染性会厌炎是以会厌为主的声门上区喉黏膜急性非特异性炎症。成人儿童皆可发生,男性多于女性,男女之比2∶1~7∶1,早春、秋末发病者多见。急性变态反应性会厌炎属Ⅰ型变态反应,致敏原多为药物、血清、生物制品或食物。多发生于成年人,常反复发作。

【病因】

1. 原发性细菌或病毒感染是急性感染性会厌炎最常见原因。

2. 继发性由急性扁桃体炎、急性咽炎、急性舌扁桃体炎、口腔炎、鼻炎等邻近病灶蔓延而侵及会厌部。

3. 外伤性创伤、异物、刺激性食物、吸入刺激性有害气体、放射性损伤等都可引起声门上黏膜的炎性病变。

4. 变态反应抗原多为药物、血清、生物制品或食物。

【临床表现】

1. 症状

（1）发病情况：起病急骤，常在夜间突然发生。多数患者入睡时正常，半夜常感咽喉疼痛或呼吸困难而惊醒。

（2）发热：成人在发病前可出现畏寒、发热，多数患者体温在37.5~39.5℃。

（3）咽喉疼痛：为其主要症状，吞咽时疼痛加剧。

（4）吞咽困难：吞咽动作或食团直接刺激会厌，导致咽喉疼痛、口涎外流、拒食。疼痛时可放射至下颌、颈、耳或背部。如会厌及杓状软骨处黏膜极度肿胀，可发生吞咽困难。

（5）呼吸困难：因会厌黏膜肿胀向后下移位，阻塞声门而出现吸气性呼吸困难，伴有高调吸气性哮鸣。如病情继续恶化，可在4~6h内突然因喉部黏痰阻塞而发生窒息。

（6）昏厥、休克。

（7）变态反应性会厌炎：常在用药0.5h或进食2~3h内发病，主要症状是喉咽部堵塞感和说话含混不清，但声音无改变，无畏寒、发热、呼吸困难，亦无疼痛或压痛，全身检查多正常。虽然症状不很明显，但危险性很大，有时在咳嗽或深吸气后，甚至患者更换体位时，突然发生窒息，抢救不及时可致死亡（表5-9-1）。

2. 体征 患者急性面容，严重者伴喉阻塞体征，炎症向邻近组织扩散。

表5-9-1 两种急性会厌炎的比较

	急性感染性会厌炎	急性变态反应性会厌炎
病因	细菌或病毒感染	过敏反应
症状	喉部疼痛	喉部堵塞感
压痛	舌骨及甲状软骨处有压痛	无压痛
体温	升高	正常
血象	白细胞总数增多；中性粒细胞增多	白细胞总数正常或略低；嗜酸性粒细胞增多
局部检查	会厌红肿	会厌水肿
治疗	抗生素为主	糖皮质激素为主
预后	积极抗感染治疗，预后较好	可突然窒息，抢救不及时可致死亡

【健康教育与康复指导】

1. 提高患者和家属对本病的认识，由变态反应所致者应避免与变应原接触。

2. 生活有规律，不过度疲劳，戒烟酒，积极治疗邻近器官感染。

3. 合理膳食，禁刺激性食物，保证营养摄入。

4. 注意口腔卫生，餐后漱口，保持口腔清洁。

5. 适当参加体育锻炼，增强机体抵抗力。

6. 遵医嘱按时服药。

7. 如出现咽喉剧痛、吞咽困难、呼吸困难等症状时应及时就诊。

参考文献

1. 韩杰,杜晓霞. 耳鼻咽喉头颈外科护理工作指南. 北京: 人民卫生出版社,2014.

2. 斯诺. Ballenger耳鼻咽喉头颈外科学. 李大庆,译. 北京: 人民卫生出版社,2012.

3. 田梓蓉,梁晶,杜晓霞. 喉癌患者行颈淋巴结清扫术的术后护理进展. 现代护理,2007,13(28): 2723-2725.

4. 席淑新,陶磊. 实用耳鼻咽喉头颈外科护理学. 北京: 人民卫生出版社,2014.

5. 韩杰. 眼耳鼻咽喉头颈外科特色护理技术. 北京: 科学技术文献出版社,2011.

6. 韩德民. 耳鼻咽喉头颈外科. 北京: 北京大学医学出版社,2004.

7. 张亚梅,张天宇. 实用小儿耳鼻咽喉科学. 北京: 人民卫生出版社,2011.

8. 江载芳,申昆玲,沈颖. 诸福棠实用儿科学. 北京:人民卫生出版社,2015.